ライフサイエンス選書

Evaluating Clinical Research
Second Edition
Bengt D. Furberg, Curt D. Furberg

# 臨床研究を正しく評価するには
### Dr.ファーバーグが教える26のポイント
### 第2版

監訳
**折笠秀樹**
富山大学大学院医学薬学研究部
バイオ統計学・臨床疫学教授

ライフサイエンス出版

Evaluating Clinical Research
All that Glitters is not Gold
Second Edition

Bengt D. Furberg, MD PhD
Associate Professor
Clinical Physiology
University of Uppsalra
Sweden

Curt D. Furberg, MD, PhD
Professor
Division of Public Health Sciences
Wake Forest University School of Medicine
USA

Translation from English language edition:
Evaluating Clinical Research by Bengt D. Furberg and Curt D. Furberg
Copyright © 2007 Springer New York
Springer New York is a part of Springer Science﹢Business Media
All Rights Reserved

# 監訳者序

　著者の一人である Curt Furberg 博士は循環器内科医であり，私が 5 年間過ごした米国ノースキャロライナ州チャペル・ヒル市から 124 km のウィンストン・セーラム市にある Wake Forest University の医学部で長年勤めた。昨夏にやり取りしたメールによると，彼は 2012 年 7 月 1 日付で大学を退官したが，現在でも大学内にオフィスを持ち，週に数回通っているそうである。彼は辛口の評論で有名であるが，現在でも臨床試験のデータモニタリング委員として数多くの試験に関与している。本書にも彼の経験に基づく実例がたくさん紹介されている点が大変興味深い。

　本書には挿絵が多く掲載されている。これらは大変皮肉・ユーモアに溢れている。章末にはこれまた皮肉いっぱいの格言が書かれている。逆説的な表現もあり，少し頭をかしげることも多いだろう。EBM で大切なツールとして批判的吟味 (critical appraisal) が知られる。ところが，日本人はこの批判的吟味を得意としない。和を尊ぶ日本人においては，相手を批判すると喧嘩になり最悪の関係となることさえある。一方，西洋人では喧嘩まがいの批判をしても，終わるとすぐにフレンドリーになる。どうしてと民族差を強く感じる瞬間である。本書も現状への批判がたくさん書かれているので，日本人からみると少し敬遠されそうな本だが，きっと皆さんが本質を考えるきっかけを与えてくれることだろう。

　本書は難しくて理解に苦しむといった内容ではないので，一晩で一気に読み通してもらえるのではないかと思う。それだけ面白いということでもある。事例があるので説得力がある。各章の末尾にはキーポイントと格言がある。それが理解できたら次章へ進むと良いだろう。

本書の第一版が刊行された頃と今の日本では，ずいぶんと環境が違っている．今では臨床試験論文に利益相反 (COI) を開示することは必須となりつつあり，臨床試験の登録サイトは国内にも複数ある．また臨床試験の解釈をめぐる論争も目にふれるようになってきた．このような時機に前版に大幅な改訂が加えられた第二版を刊行できることは大変意義深い．

　臨床研究を実施する研究者や支援者 (CRC, CRA) の方々に読んでいただきたい．また，施設内審査委員会 (IRB)，治験審査委員の方々にもぜひ読んでいただきたい．さらに，医薬品・医療機器メーカーのビジネスマンにも読んでいただきたい．最後に，一般の人たちも教養書として読んでいただければ大変嬉しい．医療はアベノミクスの三大成長分野の一つ (農業，電力に並び) に挙げられている．医療をよくするための臨床研究のあり方について，本書を通じて皆さんが考えようとする機会となれば幸いである．

2013 年 7 月

山に富む富山から
折笠 秀樹

# 刊行に寄せて

　わが国に EBM が紹介されてから 20 数年が経過した．その間，我々は臨床試験デザインから実施に至るまで多くのことを学び，わが国発の臨床研究を数多く世界に向けて発信するまでになった．一方，臨床試験結果の解釈についても，結果を鵜呑みにしていた時代から，同様に多くのことを学び，「ランダム化」「一次エンドポイント」や「サブ解析」など，かつての専門用語が日常的に飛び交うまでになった．

　著者の一人，Curt Furberg 氏は，かつて「Ca 拮抗薬論争」を巻き起こした中心人物で，1995 年の AHA（アメリカ心臓協会）のディベートでは，Ca 拮抗薬の安全性に疑問を投げかけた自身のメタアナリシスを引っさげ，会場を埋め尽くした聴衆の前で堂々と持論を展開していたことが，今でも記憶に新しい．

　この論争は，大規模研究の ALLHAT 試験によって Ca 拮抗薬の安全性が確認され，終息したが，Furberg 氏が訴えたことは，終始一貫しており，本書もその考えに貫かれている．それは，すべての薬剤には多様な効果があること，個別の試験結果のみを信じるべきではないこと，安全性の確立していない薬剤については常に慎重であることなどがあげられる．

　当時の私は，Furberg 氏とは反対の立場で，Ca 拮抗薬の有用性を確信していたし，その通りの結果になったが，彼の論点は，治療学の観点からは重要なポイントであり，臨床に携わる臨床医や薬剤師にとって常に肝に銘じておくべきことである．

　臨床試験結果が，誇張や誤解によった形で臨床に降りていくことがあれば，それを見過ごしてはならないとの思いで，2010 年「NPO 法人臨

床研究適正評価教育機構(J-CLEAR)」が設立された．当機構のおもな活動の一つに，講演会やセミナーを通じて，医療従事者のエビデンス評価力を高めることがある．本書はまさにその批判的吟味を助ける具体的な方法を示しており，一読後はそれまでと違った「目」で臨床研究論文を読んでいる自分に気づくことは間違いないであろう．

　訳者の折笠秀樹先生は，日本を代表するバイオ統計の専門家であり，当機構の評議員としても貴重な意見をいただいている．

　本書が一人でも多くの方に読まれ，わが国では「怪しい研究論文はいっさい通用しない」状況となることを祈念している．

桑島　巖<br>
NPO法人臨床研究適正評価教育機構理事長

# 目 次

第 1 章　本書の目的は何か? …………………………………………… 1
第 2 章　便益と害のバランスがなぜ治療選択に必要か? ……………… 4
第 3 章　ランダム化比較試験の長所は何か? …………………………… 10
第 4 章　ランダム化比較試験の短所は何か? …………………………… 16
第 5 章　メタ解析は本当に正しいか? …………………………………… 22
第 6 章　観察研究の長所は何か? ………………………………………… 28
第 7 章　観察研究の短所は何か? ………………………………………… 34
第 8 章　科学的な疑問は事前に述べられていたか? …………………… 37
第 9 章　開始時に治療群は比較可能であったか? ……………………… 42
第 10 章　盲検化・遮蔽化はそんなに大切か? ………………………… 46
第 11 章　症状の改善はどのようにして測るのか? …………………… 50
第 12 章　生活の質は本当に評価できるか? …………………………… 54
第 13 章　バイオマーカーは薬効評価において有用か? ……………… 58
第 14 章　薬の副作用はどのようにして測るか? ……………………… 62
第 15 章　臨床試験の対象にはどれくらい代表性があるか? ………… 67
第 16 章　解析から消えた対象には何があったのか? ………………… 70
第 17 章　実薬対照試験は信用できるか? ……………………………… 75
第 18 章　複合エンドポイントは有用か? ……………………………… 82
第 19 章　バイオマーカーの変化で臨床効果を予測できるか? ……… 87
第 20 章　著者はどれくらい信用できるか? …………………………… 91
第 21 章　一流の雑誌に載れば質は保証されるか? …………………… 96
第 22 章　科学的データの解釈にバイオ統計学者は必須か? ………… 100
第 23 章　同種同効品は切替え可能か? ………………………………… 107
第 24 章　経済分析はどれくらい信用できるか? ……………………… 112
第 25 章　情報洪水にどう対処すべきか? ……………………………… 116
第 26 章　どうすれば研究成果を診療現場で使えるか? ……………… 123

付録 A　用語集 ……………………………………………………………… 129
付録 B　チェックリストの説明 …………………………………………… 136
参考文献 ……………………………………………………………………… 141
索引 …………………………………………………………………………… 153
著者について ………………………………………………………………… 157

本書は，個々の治療法を検討するための書籍ではなく，タイトルが示すとおり"臨床研究を正しく評価する"ために著されました。したがって，本文中の薬剤名（商品名）は原書どおりの記載となっています。訳注もできる限り加えてありますが，一部，日本未発売や適応外の内容も含まれているため，個々の薬剤の情報については，添付文書等をご参照ください。（編集部）

# 第1章── 本書の目的は何か？

　1994年に出版した第1版の内容を更新し，拡張させたのが第2版である。その目的は変わらない。医薬品・医療機器などを製造する企業人のみならず，医療人への道標となることである。本書を通じて，読者が臨床研究の長所・短所を理解し，患者にとって重要な研究かどうかを見抜けるようになればうれしく思う。また，方法論的に正しい研究か，それとも計画法・実施面・解釈に問題がある研究かも見分けられるようになってもらえれば本望である。

　臨床試験とは，薬剤・外科療法・医療機器・食事指導・理学療法など，介入効果を評価するときに用いられる。新規治療が確立した医療の一つになれるかどうかは，臨床試験の結果がキーとなりつつある。取り上げた事例の大半は，実際の臨床試験から引用したものである。

　最も安全かつ有効な治療を選択することは，患者本位の医療におけるゴールである。それはヒポクラテスの誓いでもあり，「まずは害のないこと（first do no harm）」という原則である。最良の治療を選択するということは，医

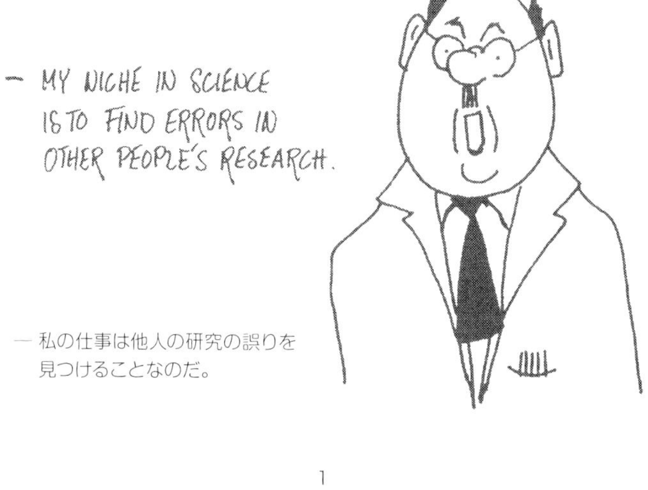

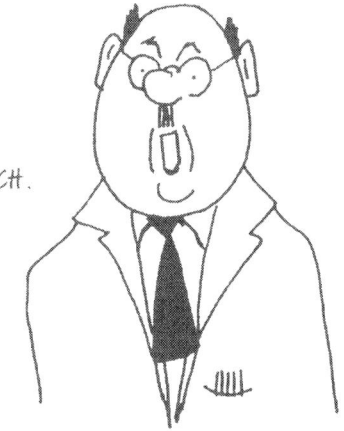

── 私の仕事は他人の研究の誤りを見つけることなのだ。

療の世界で費用対効果 (cost-benefit) への関心が高まるなか，社会的にも重要な課題である．医療従事者は最新かつ最良の医療を知っているものだと患者たちは思っている．このため，医師は論文を吟味する技術を身につけなければならない．とりわけ，薬剤に関する論文ではそうである．

しかしながら，多くの医療従事者は，研究方法論や臨床試験結果の批判的吟味についてあまり教育を受けてこなかった．医師向けの生涯教育というのは，このギャップを埋めるのに役立っていることは間違いない．臨床試験に関するすばらしい教科書も出てきた[1-3]．しかし残念なことには，それらは現場の臨床医向けというよりも，研究を計画し解析する研究者向けのものである．また，現在ある教科書はしばしば長すぎ，あまりにも統計的・方法論的なことに偏りすぎている．そういったことは，患者の診察が第一の医師にとってはほとんど興味のないことなのだ．

本書は患者にとって重要なことだけに絞る．したがって，動物実験で有望な薬剤をヒトへ初めて用いる第Ⅰ相試験については述べない．また，用量設定や安全性を確かめる第Ⅱ相試験や，少数の患者を対象にして有効性を確かめる第Ⅱ相試験も取り上げない．第Ⅰ相や第Ⅱ相試験は，大規模な第Ⅲ相試験へ進められるかの決め手となるものである．本書で取り上げる第Ⅲ相試験は，さらに広範な患者集団において，便益と害 (benefit-to-harm) のバランスについて評価するものである．

バイオ統計学 (biostatistics) は臨床研究の基礎である (訳注：生物統計学や医学統計学と訳すこともあるが，本書ではバイオ統計学とした)．臨床試験の企画・計画・解析は，バイオ統計学の知識なくして成しえない．といっても，本書はあなたを統計専門家にしようとするわけではなく，論文を批判的に吟味できるようにしたいだけである．統計公式や専門用語は全く出さないが，実際の臨床研究事例をたくさん提示する．また，時には皮肉を込めた風刺漫画を挿入した．章末にはキーポイントをあげ，最後に引用符[4,5]で締めくくった．そして，付録Aとして用語集を付けた．

過去15年以上かけて，経験に基づく医療 (opinion-based medicine) から根拠に基づく医療 (evidence-based medicine, EBM) へと変化した．EBMは

1992年に導入され，関連する論文・著書は15,000件以上にもなる。今では医療分野を広くカバーする研究，情報満載で中立的に書かれた総説を入手することができる。第25章でくわしく述べるが，コクラン共同計画(Cochrane collaboration)やウェブベースの情報源がそういったことを可能にした。こうした総説では情報を精査しているので，多忙な専門家にとって時間の節約になる。そうはいうものの，特定の治療介入に関する便益と害(benefit-to-harm)のバランスを理解するには，自分自身で論文を読まなければならない。

*"光るものすべてが金とは限らない"*
*All that Glitters is not Gold*
(ウィリアム・シェークスピア作 "ベニスの商人" より引用)

## 第2章── 便益と害のバランスがなぜ治療選択に必要か？

　米国政府は1962年，食品・薬剤・化粧品法 (Food, Drug and Cosmetic Act) を改正し，新薬の承認に際しては薬の安全性と有効性の確固たる根拠 (substantial evidence) を要求した。つまり，便益 (beneficial effects) が害 (potential harm) を上回るという根拠が必要となったのである。便益と害のバランスがよくないといけないわけだ。これは医療機器や診断法などの介入についても当てはまる。

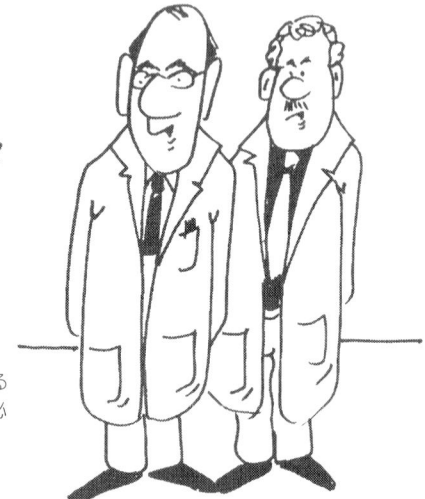

― 便益と害の重さを比較して評価するには，何らかの偏らないはかりが必要なのだ。
― それはどこで手に入るの？

### ■ 治療のゴールは何か？
　一般的に言って，患者を治療するときのゴールは三つある。
① 患者の気分を改善すること
② 将来の合併症リスクを減らすこと
③ 長生きしてもらうこと

さらに言えば、4番目のゴールがある。それは"経済上のメリット（economic benefit）"であり、患者のみならず社会とも関係する。たとえば、仕事に復帰すること、家族を介護すること、税金を払うこと、将来の医療費を抑えることなどである。前述の三つのゴールのうち一つでも達成できれば、経済上のメリットは自然に得られるだろう。

特定の治療が有効であっても、必ずしも三つのゴールすべてを満たすとは限らない。鎮痛薬や頭痛薬は即座に患者の気分を改善するかもしれないが、それが長く持続するとは思えない。一方、高血圧の治療薬は症状を改善するわけではないが、長期的にみると心血管イベントや早死を抑えるだろう。一方、三つのゴールすべてを満たすものもある。抗生物質の投与により急性の細菌性髄膜炎の症状を和らげ、神経系の合併症リスクを軽減し、短期的には死亡率も下げる。

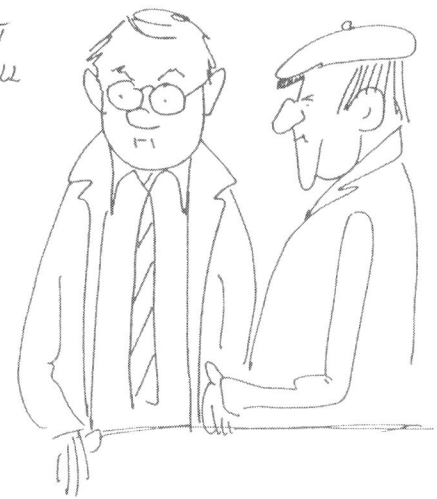

— 治療のゴールとはあなたが1日3回きちんと薬を飲むことだ。

■ 治療効果はどのようにして報告されるか？

延命効果を検証する比較試験、あるいは重大な非致死的合併症のリスク低下を検証する比較試験では、しばしば何千人もの患者を何年にもわたり

追跡することになる。くも膜下出血や膵臓癌のように，高い合併症発生率や高い死亡率を示す疾患はもちろん例外である。このような例外を除けば，ある治療法により合併症を減らし，生存率を延ばすかを吟味するには長い時間を要し，しかも多額のコストがかかる。一方，ある治療による症状の軽減を証明するにはそれほど時間もかからないし，お金もかからない。慢性疾患では臨床的治癒よりも症状改善がゴールとなりがちであり，そのために薬剤が投与される。なお，症状の評価のむずかしさについては第11章で取り上げる。

　新製品の評価を文書にしておくことは製造メーカーの責任である。延命効果や合併症のリスク低下を評価するにはかなりの時間と資源が必要となるため，バイオマーカーや代用エンドポイント（surrogate endpoint，訳注：代替エンドポイントと呼ぶこともある）へ関心が移るのも分からなくはない。バイオマーカーを使えば，危険因子であるLDLコレステロール・収縮期血圧・HbA1cの抑制を示せばよかった。広く使用されている薬のなかには真の有効性は立証していないものの，危険因子に対する有効性を示すことで承認されたものもある。マーカーの変化から臨床的有用性を論ずる困難さについては，第13章と第19章で取り上げる。

### ■ 治療の害はどのようにして報告されるか？

　副作用あるいは害のない治療などない。治療の選択は，望ましい作用と望ましくない作用のバランスで決めるべきである。

　よくある患者の不満として，投与された薬剤により気分が悪くなったというのがある。口が渇くといった単純なものから，治療を中断しなければならないような重篤な副作用まである。単純なものでも患者にとってはすごく気になるので，服薬遵守率が下がることになる。また，ゆっくりと起こる副作用は見つけるのが大変むずかしい。すぐに治療のせいだと結論できないからである。患者の生活の質（QOL）を評価すれば，薬の影響による気分のわずかな変化でもキャッチできるようになるだろう。薬は重篤な副作用（アレルギー反応・肝炎・不整脈・胃潰瘍）を引き起こすことがある

が，その副作用はこの治療が原因だと言いきれない。まれな副作用，予想されなかった副作用，治療を開始してかなり経過してから現れる副作用だと，なおさらそうである。また，病気の自然経過(natural history)の一部として起こった場合，副作用として認識することはむずかしいだろう。副作用の検出については第4章で取り上げる。

初めて上市される薬剤は臨床経験が限られているので，予想以上に"好都合な(favorable)"便益と害のバランスを示しているだろう。新薬の半数以上で，承認時には未知の重篤な副作用が一つはあると推計される。

多くの薬は肝臓で代謝されるため，次に，薬物相互作用の可能性が気になる。ある薬が別の薬の代謝を阻害(つまり二つの薬が同じ代謝経路で競合)すると，毒性が現れる可能性がある。さまざまな相互作用の可能性はあるが，市販前に指摘されるのはほんの一握りにしかすぎない。1997年に，FDA(米国食品医薬品局)はミベフラジル(mibefradil, Posicor；訳注：一般名，米国での商品名の順で記す)の米国内での販売を許可した。しかしながら，1年以内に本剤は発売中止となった。それは，複数の重篤な薬物相

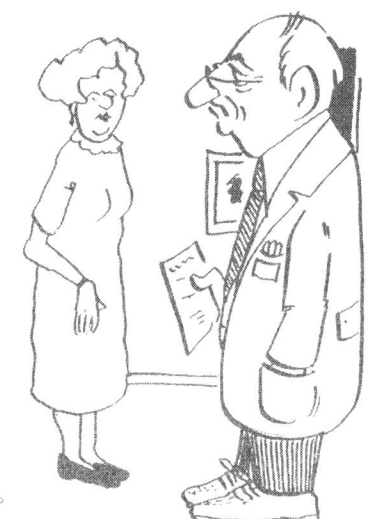

― 先生，この薬には何か副作用はありますか？
― 今まで起こっているもの以外はないよ。

互作用が報告されたためである。最も重要なものは，シンバスタチン(simvastatin, Zocor)との相互作用であった。

これほど明白ではないものの，薬の害は他にもいろいろある。たとえば，ある種のホルモン製剤・抗生物質・半減期を延ばす薬剤などは，人種によっては問題を起こすかもしれない。

治療費の高いことも患者と社会にとって負の要素であろう。旧薬にくらべて少ししか効果は上がっていないのに，かなり高額な新薬がある。さらには，"患者という標識(patient labeling)"のため，副作用が起こるということもあるだろう。それは，薬を飲むたびに自分は健康ではないと思ってしまうような例で，降圧薬治療中の患者はもともと無症状なのに，いろんな症状を引き起こすという報告がある。

### ■ 薬の適応外使用はなぜ避けるべきか？

薬剤の承認審査は大切なプロセスであり，承認された薬剤の安全性と有効性を保障することが目的である。ランダム化比較試験(randomized clinical trials)は薬効評価の基本的なツールであり，承認審査には必須である。製造会社は，医療機関や国民に対して承認された適応(indication)についてのみ，情報提供することが許されている。

承認審査とは異なり医療現場には規制がないので，医師はそれが患者にとっていちばん利益となると思えば適応外でも薬剤を処方できる。製造会社は，このような未承認適応での"間接的(indirect)"販売を通じて利益を得ている。これが，いわゆる"適応外(off-label)"使用である。開業医がよく使用する160種の処方薬に関する調査では，その21%が適応外使用であった[2]。こうした使用のほとんどには何ら科学的根拠がなかった。

安全性と有効性に関するエビデンスが少ないということは，無用な副作用を患者にもたらしかねない。薬剤の適応外使用は無効かもしれないし，安全でないかもしれない。その両方かもしれない。これは直接的なリスクだけにすぎず，他の確立した治療法を否定するという間接的リスクもあるのだ。このように，薬剤の適応外使用は根拠に基づいていないため，あま

り信用すべきではない。ただし，抗癌剤は例外である。そこでは，すべての癌種あるいは病期について，化学療法の有効性を市販前に評価するのは困難だからである。

近年になって，政府はこの適応外使用のプロモーション活動を規制しはじめた。企業による医師へのインセンティブとしての支払いや，疑わしいコンサルタント契約，全額負担の'講演'旅費などの隠ぺいに対する規制である。ガバペンチン（gabapentin, Neurontin）では悪質な"適応外"使用プロモーションに対して，4億6,800万米ドルが請求された[1]。もっと最近のものではヒト成長ホルモン製剤の例がある。これはホルモン分泌不全ではない小児の成長促進には承認されていないし，大人の老化を遅らせることにも承認はされていない。しかしながら，これらの適応について広く処方されてきたのである。

### キーポイント

- 医療介入の価値は便益と害のバランスで決まる。
- 同じ病名の患者でも便益と害のバランスは異なる。
- 治療によるおもなメリットは症状の改善や合併症の予防，そして延命効果などいろいろある。
- 新しい治療法が導入されるとき，安全性の情報は限られていることが多い。
- 便益と害のバランスを短期間で評価すると，楽観的になりすぎる傾向がある。

*"硬貨には両面があるのだ"*

# 第3章 —— ランダム化比較試験の長所は何か？

　"臨床試験 (clinical trial)" にはたくさんの定義がある[1]。すべての定義に共通しているのは，「前向き (prospective)」という特徴である。前向きとは，時間軸に沿って前へ追跡するということである。臨床試験の目的とは，一つ以上の「介入 (interventions)」について評価し，別の治療 (これを「対照 (control)」と呼ぶ) と比較することである。"臨床 (clinical)" というとヒトの研究に限定されるが，同じ方法論は動物や植物の研究にも応用できる。薬剤の臨床試験は「ランダム化 (randomized)」することが多いが，ランダム化は必須条件ではない。「盲検化 (blinding)」あるいは遮蔽化 (masking) も同様に，多くの薬剤臨床試験で用いられている。ランダム化や遮蔽化・盲検化といった用語については，第9章と第10章でまた取り上げる。

　臨床研究の方法にはいろいろあるが，とりわけランダム化盲検化比較試験 (randomized, blinded, controlled clinical trials) は信頼できる評価法ということで，大変高く評価されている[6]。なお，こうしたランキングのトップには臨床試験のメタ解析 (meta-analyses) がある (訳注：メタ解析とは複数の臨床試験結果を統計的に併合する解析のこと)。

## ■ 前向きの長所は何か？

　臨床試験が前向きであるということにはたくさんの長所がある。臨床試験が始まるまえに研究プロトコルは作成され，承認されなければならない。プロトコルとは，どのように試験を進めるかを記載した書類である。研究目的を明確に示し，それら複数の目的の中から一つを主目的に定めるものである。プロトコルは施設内審査委員会 (Institutional Review Board；IRB) で承認されなければならない。また，新薬の場合は規制当局に承認される必要がある。これらは，不適切なデザインの臨床試験を見逃さないためにも必要である。研究目的を述べていないとか，期待される効果よりも危険

にさらされる可能性の高い臨床試験は，実施しないよう監視しなければならない。また，結果を見てから事後的(*post-hoc*)に"仮説"を立てることのないよう，仮説はあらかじめ示しておかなければならない。読者はふつう研究プロトコルを見ることができないので，試験の質や遵守度については研究者・規制当局・IRBを信頼するしかない。

前向き研究には，その性格上，研究者がデータ収集をコントロールできるという長所がある。後ろ向き研究(retrospective studies)では過去のデータに限られ，他者が違う目的で集めている場合も多い。前向き研究ではどんな情報をいつどのように収集したいかを，研究者自身で決めることができる。

さらに，前向きにデータを収集することによりデータの質が向上し，またGCP基準(Good Clinical Practice)[2]に沿ったデータ収集の監査も実施できる。データの質はスポンサー企業による内部監査や，規制当局による査察によっても向上する。後ろ向き研究では，データの質や統一性を保証する手段がとれない。

### ■ 臨床試験における介入と観察研究における介入の違いは何か？

臨床試験の目的は介入や診断法を評価することである。臨床試験では介入は研究者が規定するものだが，観察研究では介入は研究者以外の人が決める点が異なる。このため臨床試験は"実験的(experimental)"，観察研究は"非実験的(non-experimental)"とされる。臨床試験ではプロトコルに従って介入するという長所がある。そのプロトコルには，登録する集団の特徴を選択基準・除外基準として定義する。薬剤の投与量や用量調節，そして併用可能薬剤なども事前に決める。さらに，前向き試験なのでランダム化という操作も取れる。それにより各群を比較可能にすることができる。

### ■ 対照群はどうして大切か？

医学的治療の最大の目的は，症状や所見を緩和すること，病期の進行を遅らせたり止めたりすること，あるいは早死を含め合併症を予防すること

である。患者は病気の予後を予測することはできない。風邪などの急性疾患では何もしなくても治ることがあるが、多発性硬化症などの病気は良くなったり悪くなったりで予測できない。慢性疾患ではその経過はいろいろであり、動脈硬化などでは合併症の予測はむずかしい。もちろん、低リスクと高リスクを区別するくらいは可能である。いずれにせよ、それは真の治療効果なのか、それとも病気の自然経過なのかを見分けるのは非常にむずかしい。臨床試験では比較可能な群（新しい治療を行う群とそうでない群）を設けることで、治療効果をうまく推定することができる。

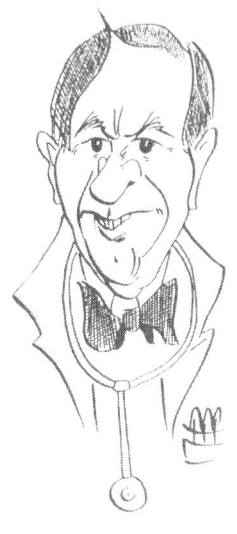

― どの薬とも比べないときの方が新薬を良く見せるのは簡単だ。

　臨床試験に参加する人たちの関心が高まり、それが結果に影響することがある。この現象の歴史は1920年代まで遡る。シカゴのウエスタン・エレトリック社のホーソン工場の従業員は、明るさと仕事の効率に関する研究に参加した[5]。驚くことに、職場の明るさには関係なく仕事の効率が上がったのである。研究に参加した従業員の関心が高まり、その結果として全体的に仕事の効率が上がったと思われる。これは「ホーソン効果（Hawthorne effect）」と呼ばれており、研究へ参加することで関心が高くな

り，行動を変えてしまう現象を言う．もし対照群を置けば，ホーソン効果は両群とも等しく現れる．特に盲検試験では，両群へホーソン効果は"分配 (distributes)"される．

### ■ ランダム化の最大の長所は何か？

ランダム化とは，対象者をある群と別の群へ割り当てる際，偶然のみで決めることである．試験の信頼性を保証するには，研究者も被験者もどちらの群へ割り付けられるかの決定に関与すべきではない．研究者が被験者の割り付けをコントロールできた試験では，群間の偏り（imbalances）が生じていた．

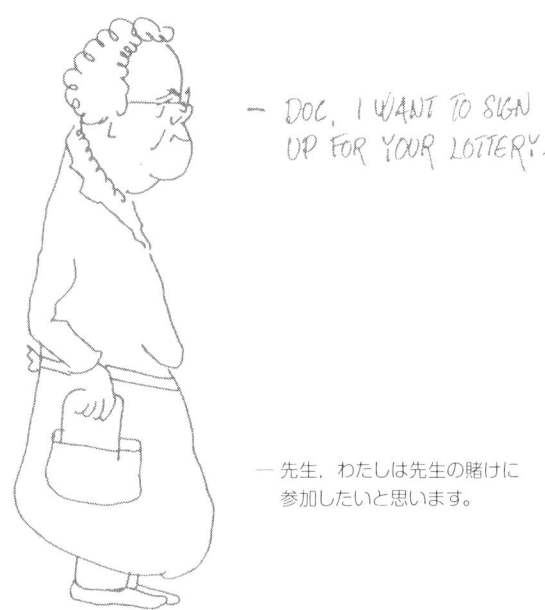

― 先生，わたしは先生の賭けに参加したいと思います．

ランダム化の操作に手を加えてしまうことがあるということは知られていた．ある大規模多施設臨床試験では，クリニックのスタッフが封印されていたランダム割り付け表を開けてしまい，特別ケアか通常ケアかを自分

の好みで決めていた[3]。

　正しくランダム化をすれば，群への割り付けの際にバイアスが入らないが，既知および未知の危険因子が開始前に一致するとは限らない。すなわち，ランダム化をすることで群間の系統的誤差は避けられるが，偶然による群間差をすべて取り除くことはできない。しかしながら，臨床試験のほうが観察研究より優れるという最大の長所こそが，このランダム化なのである。これについては第9章で取り上げる。

### ■ 盲検化・遮蔽化はどうしてそんなに大切か？

　臨床試験では被験者も研究者も有効性・副作用を報告するが，割り付けられた治療が何かは両者とも知らない。このような二重盲検法で実施すると，割り付け治療がわからないので，"判定バイアス (ascertainment bias)"（訳注：イベントなど効果を判定・確認するときに生じるバイアス）が避けられる。盲検化と遮蔽化という用語は同じ意味で用いられる。

　起こりうる問題としては，臨床試験にかかわる研究者や被験者が，アウトカムについて先入観や期待を持ってしまうことである。これは臨床試験に影響を及ぼす。なぜなら，有効性・安全性評価の大半は多少とも主観的判断によるためである。したがって，群の割り付けを知ってしまうと，意識的あるいは無意識に治療評価に影響が出てしまう。これは文献で何度も報告されてきた事実である。

　古典的な例をあげよう。それは，米国国立衛生研究所 (National Institutes of Health；NIH) の従業員が行った，ビタミンCによる風邪の予防・治療のためのプラセボ比較試験である[4]（訳注：英語の発音はプラシーボ (placebo) だが，プラセボと訳す）。多くの従業員は，盲検化された薬剤の中身を分析したい気持ちを抑えきれなかった。盲検を解かなかった対象では，風邪の平均日数は2群間で同様であった。一方，盲検を解いてしまった対象では，ビタミンC群がプラセボ群よりも風邪の日数は短かった。盲検化というのも観察研究に比べた臨床試験の長所の一つなのだ。盲検化の水準と方法については第10章で取り上げる。

## キーポイント

- ランダム化二重盲検比較試験は，治療効果を評価するための"ゴールドスタンダード (gold standard)"である。
- 臨床試験は前向きだということで，完全なデータ収集と質の向上が可能になる。
- 対照群を置くことにより，無治療ゆえの病態の変化を補正できる。
- 規制当局は通常，新薬承認のためにランダム化比較試験を課している。

"革にまさるものはない"

## 第4章── ランダム化比較試験の短所は何か？

 ランダム化比較試験は，医療介入の有効性を評価するためのゴールドスタンダードであると前章で述べた。しかしながら，治療法の価値というものは効果 (efficacy) あるいは便益 (benefit) だけで決まるものではない。その使用に関連する副作用あるいは害 (harm) も影響する。安全性の評価において，臨床試験ならではの弱点があることを忘れてはならない[6]。介入に関する便益と害 (benefit and harm) のバランスを正しく表すには，非実験的（観察）研究などで安全性情報を集める必要がある。本章では，安全性に関する臨床試験の重大な弱点についてレビューする。すなわち，まれで (rare)，遅発性で (late)，予期しない (unexpected) 副作用を検出しにくいことが臨床試験の短所である。

### ■「まれな (rare)」副作用を見つけるのになぜ臨床試験は信用できないか？

 新薬が市場に出るまでには，1,000〜5,000人の患者に使用されることが通常であった。これくらいの人数がいれば，通常の予測可能かつ容易に見つけられる副作用なら，その頻度を検出するには十分である。しかしながら，まれな副作用を見つけるにはこれでは少なすぎる。まれで重篤な副作用だと，さらに問題は深刻となる。真の発症率が1,000分の1なら，95％の確率で1人のケースを見つけるのに約3,000人の患者が必要になる（訳注：副作用検出のための"3の法則 (rule of three)"が知られる。真の発症率が1,000分の1なら，その逆数の1,000を3倍した3,000人いないと，95％の確率で1人以上発現しないという法則）。3人のケースを見つけるには6,500人が必要となる。1万分の1のように非常にまれな副作用であれば，1人のケースを見つけるのに最低3万人が必要である。95％の確率で3人のケースを見つけるには65,000人が必要である。このようなことから，1,000人中1人より低い発現率の副作用は，臨床試験で見つかることはほとんどない。

第 4 章 ● ランダム化比較試験の短所は何か？

こうしたまれな副作用は，編集者の手紙 (Letters to the Editor)[8] での症例報告，あるいは規制当局へ提出された副作用報告で判明することが大半である。何しろ，特定の薬剤に関わる特定の副作用は，ケースが何例かまとまって報告されないと関連性は分からない。臨床試験ではまれな副作用を見つけられると思うべきではない。

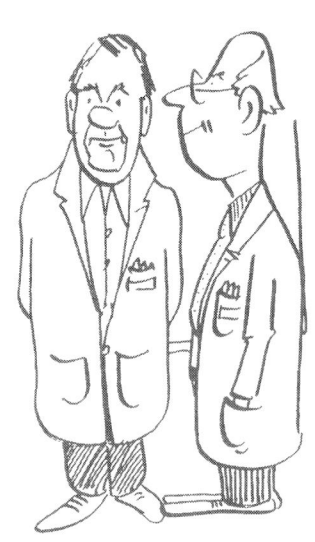

— どうして副作用を見逃してしまうのだろうか？
— それは副作用を見つけようとしていないからさ。

## ■「遅発性 (late)」の副作用を見つけるのになぜ臨床試験は頼りにならないか？

慢性疾患あるいは長期服用の新薬が上市されるまでに，臨床試験で 1 年以上治療される患者数はおよそ数百人だろう。喘息治療の吸入ステロイド，脂質低下薬のスタチン，あるいは降圧薬の場合，1 年以上あるいは数十年にもわたって投与されることだろう。したがって，薬剤の安全性は 1 年間の投与経験では明らかに不十分であり，5 年，10 年，あるいは 30 年も見ないと分からない。重篤な副作用の多くは，それが明るみになるまで数年を要することだろう。一例をあげれば，喫煙が肺癌を引き起こすことを突き止めるには，10 年以上はかかるかもしれない（訳注：この関係は知られ

ているが，今から新たに調べるという前提での話である）。このように，限られた使用期間でのデータから安全性プロファイルを得ることはできず，時に大きな過ちを犯すことがある。

　吸入ステロイドの高用量使用について短期での研究はいくつかあり，それらを通じて骨代謝マーカーが変化することが明らかとなった。もしステロイドを何年も常用すると，骨密度の減少や骨粗鬆症を引き起こすかもしれないと，専門家たちは結論した。骨粗鬆症や骨折のリスクを確かめるには，10～20年は追跡するような臨床試験をしなければならない。対照群はその間ずっとステロイドを使えないし，喫煙・運動・エストロゲン使用など，交絡因子を調整するのは大変むずかしいだろう。現実的に言って，このような臨床試験は不可能であるに違いない。実際，4～5年以上も続くような臨床試験はほとんど見当たらない。結局のところ，ほとんどの臨床試験では，治療を開始して何年もたってから起こるような副作用を見つけるには適していない。

## ■「予期しない(unexpected)」副作用を見つけるのになぜ臨床試験は限界があるか？

　薬剤の副作用の多くは予期しえないものである。ある副作用の発現が特定の薬剤に起因するものだと分かるまでに，何年もかかるためである。テルフェナジン (terfenadine, Teldanex) の例では，エリスロマイシンやグレープフルーツジュースとの重大な相互作用の発見に，上市してから10年以上もかかった。この副作用は致死的な不整脈を引き起こす可能性のあるものであった[1]。フェニルプロパノールアミン (phenylpropanolamine；PPA) では，脳出血を引き起こすおそれがあるという警告が出るまでに，それ以上の時間を要した[5]。これらの副作用はまれだが，便益と害 (benefit and harm) のバランスを考えたら使用しないほうがよい。その理由としては，これらの薬剤は生命を脅かす状況で使用するものではないし，他にも有効かつ安全な治療法があるからである。

　きわめて明らかな副作用であっても，それが予期しないものだと見つけ

るのはむずかしいだろう．今では ACE 阻害薬で 15％〜 20％に空咳が出ることは承知しているが，このことが立証されるまでに上市から数年を要した．高血圧やうっ血性心不全の治療に有望な薬剤であり，誰が咳を引き起こすと思っただろうか？

デキスフェンフルラミン (dexfenfluramine, Redux) は，肥満の有望な治療薬として FDA が承認した．しかしながら，すぐに悪いニュースが流れた．1 年後に 1 例目の心臓の弁異常が観察された．フェンフルラミン (fenfluramine) あるいはフェンターミン (phentermine)，すなわち"フェンフェン (fen-phen)"と呼ばれる薬を併用した患者に弁異常がたくさん発現した．大規模な症例集積研究が発表され[3]，肥満クリニックを通じて FDA へ報告されたのち，デキスフェンフルラミンは市場から撤退することになった．臨床経験を通じて，デキスフェンフルラミンを 6 か月以上使用すると，少数だが無視できない人数の患者に未知の弁膜症が生じたのだ．承認前の臨床試験では，1,000 人の患者に対して 1 年間投与した程度であり，薬剤起因性の弁膜症など想定さえできなかった．では，どうすれば予測できたのだろうか？　その臨床試験では，心エコーをルーティン検査にしていなかったが，それも不思議なことではない．

ヴィガバトリン (vigabatrin, Sabrilex) は，てんかん発作を予防するために使用される．いわゆる GABA トランスアミナーゼを阻害することにより，脳細胞の重要な神経伝達物質である GABA を増やす薬である．当局から認可されたあと，本薬は使用者の 1/3 という多数に視野障害を引き起こしたという研究報告が EU からあった[7]．この予期しない副作用は，市販前の臨床試験では報告されていなかったのだ．

これらの例を通して，比較的大規模な臨床試験であっても予期しない副作用の場合，それが重篤なものであっても見つけられないことがお分かりだろう．特別の検査や処置が必要な場合は，さらに見つけることはむずかしい．真の答えというのは正しい問いかけなくしては得られない．通常の臨床試験は，予期しない副作用を見つけるためのよい情報源とはいえない．

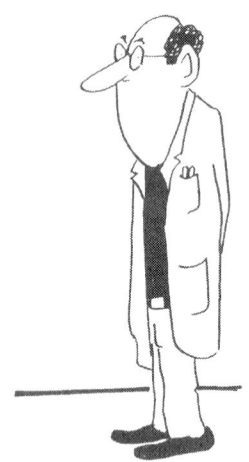

― 自分自身で何を調べたいかよく分かっていないと，正答を得るのは困難なのだ。

■ 臨床試験の倫理上の制約とは何か？

　安全性の評価を主目的とした臨床試験はほとんどない。そのような試験では，倫理上の問題が発生するからである。安全性に重大な問題が疑われる場合，ヘルシンキ宣言[9]の基本原則に則り，臨床試験は計画できないだろう。

　新薬の臨床試験では妊婦はしばしば除外される。妊婦を含めると胎児へ危険性が懸念されるからである。新薬に催奇形性があるかどうかを見極めるために，妊娠3か月目までの女性を含めるのは明らかに非倫理的である。唯一例外と思えるのは，母親やその子に便益をもたらすような介入に関する臨床試験である。母親のHIV感染を子供へうつすのを防ぐ治療法を評価する試験は，その一例である。

　新薬の臨床試験から妊婦を除外すると，それが情報の空白を作ることになる。多くの薬剤はヒトでの催奇形性の事前情報なしに承認され，使用されている。動物での毒性試験がその代用になるとは限らない。市販後の非実験的研究でこうした情報を集め，明らかにしていくしかない。スウェーデンなどの数か国には，母親への薬剤曝露と出生異常に関する機密データを登録する優れた制度がある。このスウェーデンの登録データを用いた最

近の論文[4]では，妊娠初期にエリスロマイシンを用いた母親の子で，先天性心疾患のリスクが約2倍高かったと報告している．この抗生物質は50年以上も市場に出回っている薬なのだ．

　もう一つの倫理上の論点として，臨床試験に組み入れられる患者には確立した標準薬を使用するという原則がある．そうした標準治療を放棄すればヘルシンキ宣言の違反になる．心不全の臨床試験ではすべての患者へACE阻害薬やアンジオテンシン受容体拮抗薬(angiotensin receptor blocker；ARB)を投与しなければ，施設内審査委員会(IRB)はまず承認しないだろう．有効な治療として確立しているものを禁止するようなことは許されない．したがって，現実にはACE阻害薬やARBが心不全治療にあまり使われていなくても，新規の心不全治療薬は標準治療へ上乗せする形で評価しなければならない[2]．なぜなら，実臨床とちがい，臨床試験の実施には厳しい規制が課せられているからである．

> **キーポイント**
> - 安全性が評価されにくいことはランダム化臨床試験の短所になるだろう．
> - 1,000人に1人未満という発現率の副作用はほとんど見つからない．
> - 臨床試験では期間が短いため，治療開始後1年以上たってから発現するような副作用はあまり見つからない．
> - 予期しない副作用は，たとえよく起こるものであってもなかなか見つからない．
> - ヘルシンキ宣言による倫理条項があるため，臨床試験で答えが得られる科学的問題は限られてくる．

*"完璧な世の中なら，そんなことは起こらないはずなのだが"*
*(Y. Berra)*

# 第5章 —— メタ解析は本当に正しいか？

　多忙な臨床医にとって，公平な立場から書かれた総説論文は貴重な情報源である。医師は，総説論文を読むことで専門誌の増加に伴う科学情報の増大についていける。しかし，特定の治療領域では，たとえ専門医でもついていくことはむずかしいだろう。臨床試験論文を読むときには，臨床試験結果をいかに統合するかが大きな問題となる。論文により相矛盾する結果が混在することがあるからだ。総説ではその目的と複雑な内容をコンパクトにまとめてくれるが，個々の臨床試験に内在するバイアスがそのシステマティック・レビューに影響することもある。著者によっては，ある研究を過大評価したり，逆に軽視したりすることもある。主観的な判断にはバイアスが入り込んでしまう。幸いにも，こういう推測の入る余地を制限する新しい方法がある。第20章で取り上げるように，総説論文の著者が独立な研究者かどうかを確認するとよい。原稿料つきということが総説の信用性を奪うものではないが，読者は偏った見方によく注意したほうがよい。特に，データから明らかになっていない論点については注意すべきである。著者は長くとってきた立場を守ろうとするからだ。

　メタ解析 (meta-analysis) は総説論文の特殊なものであり，1980年代に医学文献に登場し，今や絶大な評価を得るようになった。総合評価 (overview) や "併合 (pooled)" 解析と呼ばれるメタ解析とは，関連する介入に関する複数の研究結果を統計的に併合する，データベースに基づく論文のことである。

### ■ メタ解析の長所は何か？

　メタ解析には重要な長所がいくつかある。試験結果を併合することで解析対象数が増え，治療効果を評価するための統計的検出力 (statistical power) が増す。その結果として，臨床的に意味のある中程度の治療効果の差を検出しやすくなる。つまり，統計的有意差を言えるようになる。併合

第5章 ● メタ解析は本当に正しいか？

解析により，ある治療がよく効く，あるいはあまり効かない患者層が明らかになるかもしれない。さまざまな地域や国で実施された試験を併合することで患者層も多様になるため，介入の効果がどこまで一般化できるかという検証も可能になる。さらに言うと，メタ解析は極端な結果（良い方または悪い方）を薄めるような傾向がある。

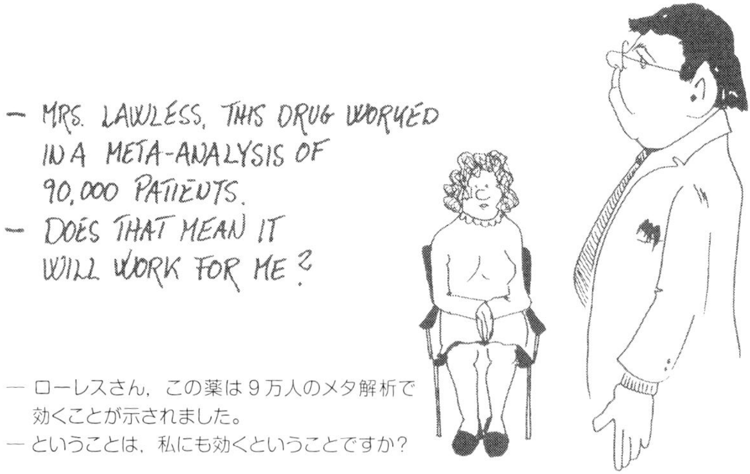

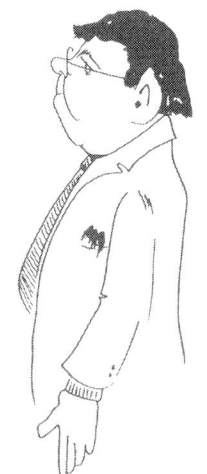

— ローレスさん，この薬は9万人のメタ解析で効くことが示されました。
— ということは，私にも効くということですか？

## ■ メタ解析の短所は何か？

メタ解析には短所もいくつかある。長所があれば短所もあって当然である。「すべての」試験結果を併合するということは，出版された論文も出版されていない論文も含めることであり，方法論的に優れた試験もひどい試験も混ぜることになる。「出版バイアス (publication bias)」はもう一つの問題である[6]。同等あるいはネガティブな結果だと，その論文は出版されないかもしれない。それは研究者の"怠惰 (inertia)"もあろうが，結果が思わしくないためという理由が大きい。さらに言うと，統計的に有意な結果でないと一流誌に掲載される可能性は低いのだ。このように，同等あるいはネガティブな結果はメタ解析に含めないことが多いため，治療効果が過大になりがちである。

思春期うつ病患者を対象に実施された選択的セロトニン再取り込み阻害薬（SSRI）の 13 試験について，メタ解析が最近発表された[9]。3 試験では SSRI が優れるという結果であり，10 試験ではプラセボと差が見られなかった。最初の 3 試験は一流誌に掲載されたが，残りの 10 試験は論文になっていなかった。

メタ解析はさまざまな質の臨床試験を含むため，試験の質を評価するための基準（quality grading criteria）がある。メタ解析にあたっては基準を満たす試験のみを含めるよう求めている。また，患者層，健康状態（conditions），介入内容，薬剤の種類，治療期間などで制限することもある。こうした制限を設けることは合理的に見えるが，いかなる理由であれ，試験の除外はバイアスを導く可能性がある（訳注：都合の悪い結果の試験を除外すると結論が捻じ曲げられる。こうしたバイアスを選択バイアスと呼ぶ）。メタ解析をする人は試験の結果を知っているので，試験の結果に依存しない組み入れ基準を設けることが重要である。メタ解析というのは，ある意味「事後的」であることを忘れてはならない。すでに終っている競馬の優勝馬に，あとから賭けた郵便局長が有罪になったようなものだ。このことは第 8 章で取り上げる。

包括的なメタ解析（comprehensive meta-analysis）とは，論文の結果を表にするだけではない。多くの論文には知りたいアウトカムが含まれていないことがよくある。また，特定のアウトカムが測定・記録されていない試験が混じっていることもある。このとき論文の著者へ問い合わせて，必要なデータの所在を確かめる。もしデータがあるなら，それを開示してもらえるかお願いする。このような付加情報の請求には時間を要し，成就しないこともある。そのほかに，論文で除外された患者に関するアウトカムデータを求めることもある。

一見すると同じようだが，組み入れ患者の重症度，併用療法，同種同効品およびその投与量，治療効果の評価法と評価時点，服薬遵守度に重大な違いのあることがある。メタ解析に関しては，「あらゆる」試験を一つに"複合（composite）"してしまってよいのかという批判がある。比喩的に言う

第5章 ● メタ解析は本当に正しいか？

と，りんご，みかん，バナナ，時にはレモンまで入れて単一の商品としてしまってよいのかという批判である．個々の品質を評価するのはむずかしい．

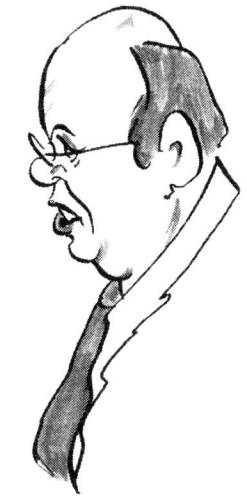

— THE ACCURATE TIME IS NOT NECESSARILY THE AVERAGE OF SEVERAL INACCURATE WATCHES.

— 正確な時刻というのは，正しくない数個の時計の平均とは限らないのだ．

■ メタ解析の結果とその後に現れた大規模試験の結果をどう比べるか？

　メタ解析の批判の一つとして，あまりに小規模の臨床試験をたくさん含めている点があげられる．小規模の試験は論文になりにくいため見逃されやすい．しかしながら，大規模試験だけによるメタ解析は誤った解釈を導くことがある．メタ解析の結果をその後に現れた大規模試験(症例数1,000例以上)と比較すると，このことは明らかになる[5]．19のメタ解析のうち12報については，その後同じ仮説で大規模試験が実施された．その12報のうち実に2/3でメタ解析の結果と異なっていたのだ．

　多数の小規模試験によるメタ解析の結果と，大規模臨床試験の結果が異なっていた二つの例を示そう．静注のコルチコステロイドは30年間も頭部外傷の治療に使われてきたが，この治療に関する論文の見解はまちまちであった．1997年に出されたメタ解析は13試験，患者総数は約2,000人を

含んでいた[1]。死亡に関する相対減少率は9％と推定されたが，95％信頼区間の幅は −26 to +12％と広かった。このような結果であったので，大規模臨床試験が実施されることになった。そのプラセボ比較試験はCRASH試験[3]と命名され，症例数2万人で2％の生存率の差を検出するに十分な統計的検出力を有していた。独立データモニタリング委員会および倫理委員会は，約1万人の結果が出た時点で試験の中止を勧告した。驚くことに，2週間以内の死亡率がコルチコステロイド群で高かったのである（21.1％対17.9％；18％の相対差，訳注：絶対差は3.2％なので，3.2÷17.9 = 0.18として相対差を算出）。この結果，コルチコステロイドは毎年約5,000人の不要な死を招いたという論評が出た[8]。これが第一の例である。

第二の例は，瀕死の患者において，血清アルブミン濃度と死亡率に逆相関が見られた例である。ICU (intensive care unit) ではアルブミン製剤の投与が通常行われていた。1998年に出た30のランダム化比較試験のシステマティック・レビューは，約1,400人の患者を含んでいた[2]。アルブミン投与群の死亡率は対照群に比べて相対的に88％も高かった。死亡率の絶対差は6％なので，17人にアルブミンを投与するごとに1人死亡が増える勘定になる（訳注：通常，治療の利益面を見る場合NNT (number needed to treat；治療必要数) が使われるが，この17例は危険性のほうなので，むしろNNH (number needed to harm；害必要数) と言ったほうが正しいかもしれない）。この結果は世界的に衝撃をもたらしたが，豪州・ニュージーランドの研究者が計画していた7,000人でのアルブミンとプラセボの比較試験は，予定どおり開始された[7]。結果的には両群間で死亡率に差は認められなかった。

この二つの例から，小規模試験を集めて行ったメタ解析においては，通常行われている治療法の便益あるいは危険 (benefits or risks) を過大評価してしまうおそれのあることが分かる。

■ 累積メタ解析とは何か？

累積メタ解析 (cumulative meta-analysis) はメタ解析の特殊なものだが，

第5章 ● メタ解析は本当に正しいか？

メタ解析と同様の長所・短所を有する。初期に行われた二つの試験のメタ解析をしたあとに，論文の出版時期の順に一つずつ試験を追加しながらメタ解析をする。これにより，"いつから自明となったか？（When did we know?）"が分かる。経験によれば，有力なエビデンスは，医学界が認知して治療ガイドラインが変更されるかなり前から入手可能であったことが分かる。副作用でも同じように気づくのが遅かった例がある。累積メタ解析の結果[4]によれば，ロフェコキシブ（rofecoxib, Vioxx）に起因する心血管疾患リスクの上昇は，本薬が市場から撤退する数年前に判明していた。

|キーポイント|

- メタ解析は中程度の治療効果の差を見つける統計的検出力を上げる。
- メタ解析をすることにより，介入に対して異なる反応を示す患者層を見つけることができる。
- 出版バイアスがあるため，同等あるいはネガティブな結果の試験が反映されない。その結果として便益を過大評価する可能性がある。
- メタ解析の結果と大規模試験の結果とは，必ずしも一致するとは限らない。
- 累積メタ解析をすることで，いつ答が"出たか（is in）"を教えてくれる。

"この鎖の強度は，最も弱い鎖の輪の強度しかないのだ"

# 第6章 観察研究の長所は何か?

　観察研究は，治療の影響に関しての貴重な情報を提供する。有害事象については特にそうである。臨床試験と比べて観察研究には二つの大きな長所がある。第一は大規模で多様な患者を含めやすいこと，第二は比較的短期にデータ収集と解析ができることである。ランダム化比較試験が実施できないときや，それが倫理的ではないと思われるときには，観察研究がその代わりとなる。倫理については第4章で取り上げた。

## ■ 観察研究はどんな種類があるか?
　主に七つの種類がある。
1. 症例報告 (case reports)：個別の患者を扱う最も単純な観察研究である。
2. 症例集積 (case series)：いくつかの症例報告をまとめたものである。
3. 横断研究 (cross-sectional studies)：一時点で得られたデータで追跡はしていない。
4. 症例対照研究 (case-control studies)：特定の症状がある人 (症例) と，その症状がない人 (対照) を比較する。ここでは，事実の後で (すなわち後ろ向きに (retrospectively))，薬剤の使用歴の違いが症例と対照の決め手となったのかを調べる。
5. コホート研究 (cohort studies)：集団の人たちを時間軸で将来へ向けて (すなわち前向きに (prospectively)) 追跡する研究法であり，薬剤の使用者と非使用者で病気や合併症のリスクを比較する。
6. 登録研究 (registry studies)：大きな医療保険に加入する患者の電子カルテを利用することが多い。
7. 質的研究 (qualitative studies)：面接や質問票を使って病気や治療法への患者の印象を評価する。

■ 症例報告には何か価値はあるか？

ヴェニング氏[5]は1983年に，処方薬の重大な副作用がどのようにして最初に通報されたかを調査した。驚くことに，よく知られている重篤な副作用18件のうち13件は，症例報告として初めて報告されていたのだ。

古典的な例は，シドニー市の産婦人科医が1961年に書いた編集者への手紙[4]（Letter to the Editor）である。彼は，6週間で3人の新生児がまれな両肢欠損であったことに注目した。彼は母親のサリドマイド使用と先天異常の関係を疑った。残念なことに，世界中で1万人以上の子どもが先天異常で生まれたあと，この関連性は立証され，本剤は市場から排除された。

次は，規制当局の迅速対応により販売中止となった例である。一つはギランバレー症候群と抗うつ薬ジメルジン（zimeldine, Zelmid）の関連であり，もう一つは重篤な心室性不整脈と抗ヒスタミン薬テルフェナジン（terfenadine, Selclane）の関連である。症例報告の臨床的価値は限りがあるが，重篤・未知・まれな副作用では重要な警告のサインとなる。

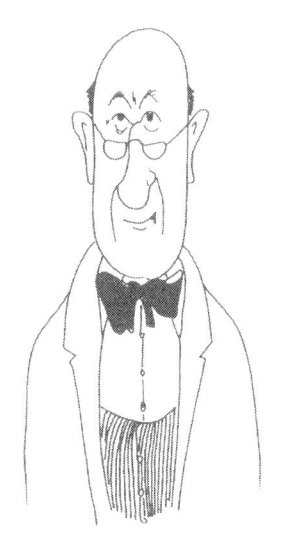

― I HAVE THE DISTINCT IMPRESSION THAT RARE ADVERSE REACTIONS ARE BECOMING MORE AND MORE COMMON.

― まれな副作用がどんどん増えている印象があるなぁ。

症例報告により薬効が注目を浴びることもたまにはある。β遮断薬プロプラノロール (propranolol, Inderal) で片頭痛が抑制されたという報告や，震えが減ったという報告がある。これらの症例報告のあと比較試験へ進み，プロプラノロールには二つの適応が追加された（訳注：日本では片頭痛発作抑制効果が追加適応された）。同様に，シルデナフィル (sildenafil, Viagra) の試験に参加した狭心症患者の一部で，勃起不全に対する有効性が報告された例もある（訳注：当初シルデナフィルは狭心症の治療薬として開発されていたが，症例報告により勃起不全にも効くことが分かり，現在ではそちらで適応が取れている）。

### ■ 症例集積の長所は何か？

　個々の症例報告で得られた関連性のうち，誤りや偶然による関連性は症例の集積により消えていく。症例集積の結果は，日常診療や文献上に同様のケース（副作用）が何例か出るのを待ってから報告される。

　比較対照を置かずに，介入（手術など）の効果を確かめる症例集積がある。もし良い結果であったら，比較臨床試験を実施して強い根拠を得る。これを"概念立証 (proof of concept)"アプローチといい，初期の薬剤開発で製薬企業がしばしば行う。

### ■ 横断研究は治療評価にどれくらい有用か？

　横断研究にはいくつかの長所がある。第一に，多数の測定値が瞬時に廉価で得られる。第二に，研究者がデータを収集するので，患者選択だけでなく研究方法も研究者で決められる。

　横断研究は関連性を探す第一歩になる。ある薬剤の長期使用者と慎重に適合させた非使用者を比較すれば，次に進む検証的試験の重要な事前情報になる。

### ■ 症例対照研究の長所は何か？

　症例対照研究は後ろ向きである。症例とは通常患者のことであり，一定

の期間に特定の健康状態（condition）・合併症を持つと診断された患者である。対照とは症例と同じ集団から選ばれ，症例と可能な限り似ていなければならない。唯一の違いは，健康状態・合併症の違いだけである。これら二つの群に関して，過去の薬剤使用の情報を集めて比較する。症例対照研究は，まれな病気や副作用の評価にとりわけ優れている。それほどお金もかからないし，時間もそれほど要しない。薬剤と特定の病気との関連性は，"オッズ比（odds Ratio；OR）"で示す。まれな事象の場合，これは"相対リスク（relative Risk；RR）"の良い近似となる。

　18歳～49歳の女性に関する症例対照研究[3]をあげよう。体重を減少させる目的でのフェニルプロパノールアミン（phenylpropanolamine；PPA）の使用と，くも膜下出血あるいは脳内出血の関連性を示すオッズ比が16.6（95％信頼区間（CI）1.5-182；p＝0.02，訳注：確率値であるp値のpは小文字表記と大文字表記があるが，本書では小文字表記になっている）と報告された。また，風邪に対する同薬の使用による同出血発症のオッズ比は3.1

― AS AN EPIDEMIOLOGIST,
I HAVE ALWAYS BEEN RIGHT
EXCEPT ONCE WHEN I THOUGHT
I WAS WRONG.

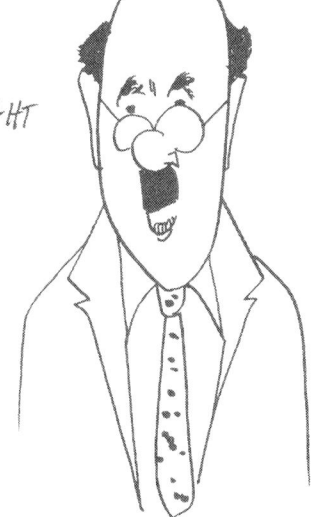

― わたしは疫学者として過去に1回だけ間違ったと思った時があったが，それ以外に間違ったことはないのだ。。

(95%信頼区間 (CI) 0.86 to 11.5; p＝0.08) であった。この結果が正しいとしたら，一時的に風邪の症状を抑えるために，まれだが致死的副作用のリスクを冒してまで本薬を使う意味があるだろうか？

■ コホート研究の長所は何か？

コホート研究の主な長所は，試験を前向きに実施する点にある。研究者は研究対象を明確に規定できるし，データ収集法やデータの質も決められる。患者の追跡が完璧でしかも長期にわたると，他の観察研究に比べて大変高くつくことになる。古典的なコホート研究として，イギリス人医師が50年以上前に実施した研究がある[1]。約35,000人の男性医師が自身の喫煙習慣について答えた。50年の間に続々と出された論文から，喫煙する人は明らかに死亡率が高いことが分かった[2]。喫煙習慣のある人では約10年も寿命が短くなっていたのだ。

■ 疾病登録はどんな可能性を秘めているか？

大規模な疾病ベースあるいは健康状態ベースの登録はたくさんあり，最近増えている。また，特定の治療を受ける患者の登録も増えている。これらは多くの場合，服薬歴とリンクされた大規模な電子データベースになっている。それにより，いろいろな介入に関する長期の影響が，良い方も悪い方も特定できるようになってきた。たとえば，妊婦の薬剤使用情報は，先天性出生障害の登録とリンクされることにより，有益なものとなった。疑わしい関連性を排除する際にも，これらの疾病登録は役に立つだろう。

■ 質的研究の役割は何か？

ランダム化比較試験や観察研究では，個々の患者の考えや好みを考慮することはあまりない。質的研究はそこを埋めてくれる。患者にとって危険と便益 (risk and benefits) のバランスは，一人一人非常に異なることを忘れてはならない。また，同じ健康状態であっても症状がひどく異なることがある。症状の発現をどこまで我慢できるかについても，患者ごとに異なる

だろう。主として労作性呼吸困難に苦しむ喘息患者もいれば，夜間発作による不眠症や空咳に苦しむ喘息患者もいる。症状緩和を目的とした喘息への介入を評価する試験では，患者にとって最も重要な症状に絞るべきである。また，介入の効果をみる試験を計画する際には患者の考えや希望を取り入れるべきである。

### キーポイント

- 臨床試験に比べて観察研究は大規模かつ多様な集団を捕えやすい。また，結果もいち早く得られ，コストも安くあがる。
- ランダム化比較試験ができない場合や倫理的でない場合に，観察研究はその補完になる。
- あまり起こらなくて，予期できない，あるいは遅発性の副作用を見つけるのに観察研究は優れている。
- 観察研究とは本来は記述的であり，薬剤使用者と非使用者を比較したりする。
- 観察研究は新しい仮説を作るのに有用である。

*"見つめることでいろいろ観察できるのだ"*
*(Y. Berra)*

# 第7章 ── 観察研究の短所は何か？

　観察研究を用いて治療効果を評価しようとするとき，観察研究ならではの短所もある。いろいろなバイアスの混入，データの質への疑問，解析がしばしば探索的になることがあげられる。

## ■ 潜在的バイアス

　後ろ向き研究では参加者の行動や出来事などの記憶に頼ることになるので，いわゆる「想起バイアス (recall bias)」を起こしがちである。対照群に比べて薬剤群で偏った記憶になりやすい。

　ランダム化比較試験の目玉である，群間の比較可能性は，観察研究でも同じく重要である。ある健康状態の患者が，二つの治療法のうちランダムに一つを受けていれば，その治療と他の治療を比較することは妥当である。しかしながら，しばしば重症度や合併症リスクを考えて介入法を選んでしまうことがある。軽い患者では弱い薬を選び，場合によっては治療しない選択をするかもしれない。これは"適応バイアス (indication bias)"と呼ばれ，観察研究では気をつけないといけない（訳注：こうしたバイアスのことを confounding by indication と呼ぶことがある）。

　それとは反対に薬剤服用者はあまり病的でない患者，すなわち"健康的な (healthy)"服用者のこともある。何十年もの間，ホルモン補充療法 (HRT) は冠動脈イベントを減らすと信じられていた。これは観察研究の情報であり，HRT 非服用者に比べ服用者のほうが冠動脈リスクは低かった[3]。この結果の説明として，HRT 服用者は健康的な人が多く，危険因子の数も少なく，医師にもよく診察してもらっていたからだと推察されていたが，この説明はあまり受け入れられなかった。その後，HRT に心保護作用はないというランダム化比較試験[1,7]が発表されて，初めてこの解釈が認められた。この種のバイアスを「選択バイアス (selection bias)」と言うが，脂質低下薬のスタチンを使うとアルツハイマー病の発症リスクを抑えるという

現象も，このバイアスで説明できる[2,4,6]。教育水準の高い人や金持ちへはスタチンを処方しがちであり，健康にもよく気を使っている。健康保険にも加入しているし，高額な治療費も支払うことができる。こういった人たちにアルツハイマー病は少ない。一方，認知障害のある人に，予防目的でスタチンを投与することはないだろう。何しろこういった論争を解決するには，よくデザインされた臨床試験をするしかない。

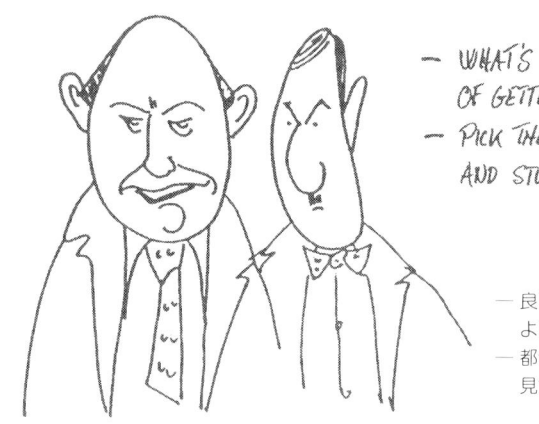

― WHAT'S THE BEST WAY OF GETTING FAVORABLE RESULTS?
― PICK THE RIGHT INVESTIGATORS AND STUDY SUBJECTS.

― 良い結果を得るにはどうすればよいのかな？
― 都合の良い研究者と研究対象を見つけることだよ。

## ■ 観察研究に特有な欠点とは何か？

症例報告や症例集積から，薬の毒性について早期警告が出されることはあるが，"誤報(false alarm)"のこともある。特定の治療により生じた予期しないイベントあるいは重篤なイベントであっても，その治療と関連しないこともある。47報の早期の症例報告を分析した結果，疑われた副作用の大半はその後に確認された[5]。慎重な態度としては，まず待って，同様の副作用が現れるかどうかを調べてみることだ。薬剤起因が疑わしい副作用を報告する際は，最低3例起きるまで待つべきである。

横断研究の最大の欠陥は，時間的な因果関係を検証できない点にある。薬剤の服用者にある症状が見られるとき，その症状ゆえに薬を処方したのか，その症状は薬のせいなのかを見分けるのは不可能だろう。

症例対照研究も同じバイアスを受けやすい。群間での比較可能性の欠如が大問題となる。このとき層別解析（たとえば重症度別）をすれば，適応バイアスの影響を減らせるかもしれない。

　後ろ向き研究とは異なり，前向きコホート研究では想起バイアスは起こりにくい。前向きコホートでも適応バイアスや選択バイアスは回避できないが，治療効果を探索するうえでこの種の研究は役に立つ。

　質的研究は本来，自由かつ記述的である。リスク許容度や治療の好みに関して，主観的だが予備的な情報を与えてくれる。

### キーポイント

- 観察研究が後ろ向きであるということは，データの質に限界があることを意味する。
- ケースのほうがコントロールに比べて薬を飲んでいたことを思い出しやすい（「想起バイアス」）。
- 薬を飲む人と飲まない人で背景が異なっていることが多い（「適応バイアス」）。
- 観察研究では群間の比較可能性が最も大切である（「選択バイアス」）。

*"太陽でさえ黒点があるのだ"*
〜この世に完璧なものはない。

# 第8章 ── 科学的な疑問は事前に述べられていたか？

　探索的研究とは今あるデータをよく吟味して，検証すべき新たな仮説を生み出す研究のことである。一方，臨床試験はその仮説が正しいかどうかを前向きに検証して，治療効果を推定するものである。臨床研究で大切なことは仮説を絞り込み，しかも事前に明示することである。次の逸話が探索的研究と検証的研究の違いをよく表している[4]。

　　"ある時，一人のギャンブラーがいた。その男は偶然では起こりえないほど勝っていた（$p < 0.00001$）。彼は法廷に連れていかれ，以下のような理由で有罪となった。彼は競馬でどの馬が勝ったかを知ったあとで，村の郵便局長という地位を悪用し，レース前の日付で馬券を送っていたのだ。レースの結果を知っていたにもかかわらず，ギャンブルをしていたように見せかけたのはけしからんと陪審員は感じた。"

　探索的研究ではいろいろなレースを記述し，着順によるそれぞれの馬の特徴をあげようとする。その情報を拠り所にして，今後のレースでどの馬に賭けたらよいか目処をつける。ランダム化比較試験は生まれた仮説を検証する競馬レースのようなものだ。仮説（賭け）は，試験を実施する（競馬レースが始まる）前に"置く（placed）"必要がある。

■「事前に」仮説を置くことはなぜ大切か？
　「事前に」仮説を設けるという原則は大切である。統計的有意性を検証するためには，事前に仮説を定めることによってのみ妥当性が保たれるからである。郵便局長が悪用したように，研究者の中にも同じように利益を得ようとする人がいる。臨床結果を見てからどの仮説に賭けるかを決めたようなものである。このような研究者は基本的な科学的・統計的原則を無視

したわけだから，あの郵便局長と同様に厳しく責められるべきだろう。

臨床試験は事前に定めた「一次 (primary)」仮説（訳注：主要仮説と訳すこともあるが，本書での訳は一次とした）を一つだけ設けるのが正しい。もちろん「二次 (secondary)」仮説（訳注：副次仮説と訳すこともあるが，一次に合わせて二次と訳した）をいくつか設けてもよいが，それらは"主目的の変種 (variation of the primary theme)"で一次仮説と関係するものが多い。米国の規制当局は，常に試験の開始前に一次仮説をプロトコルに明記すべきとしている。残念なことに，他国の規制当局はそこまで要求していないこともある。

— SOME PEOPLE DON'T ASK THE QUESTION UNTIL THEY HAVE THE ANSWER.

― 答えを聞くまで質問をしない人がいるのだ。

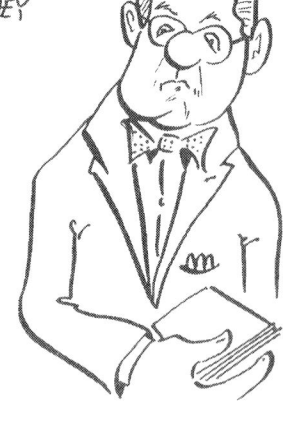

馬券業者を"だます (cheat)"にはいくつか手法がある。第一は，あいまいではっきりしない仮説をあげ，レースが終わるまで明示しない方法だ。第二はたくさん仮説を立てる方法で，"多重仮説検定 (multiple hypothesis testing)"として知られる。レースのたびにすべての馬に賭けるようなものだ。第三は，試験が始める前に仮説を立てるという「事前に」というルールを無視し，ばれないことを願う方法である。

ニュージーランドにおける喘息治療の研究[6]では，フェノテロール (fenoterol) を常用するのと "頓用 (as needed)" とを比較した。このとき呼吸量・症状改善度・薬剤使用を適当に複合するという，あまり標準的とは思えない方法を用いた。そして，β刺激薬の吸入治療を常用すると，頓用に比べて24週以内に有意に悪化したと報告した。残念なことに，有効性評価のための "自前の (home-made)" 基準を事前に明記していなかった。研究者が "郵便局長ごっこ (postmaster's game)" していることに読者が気づくことはほとんど不可能である。これは一流雑誌に載った論文でもありうる。試験プロトコルやデザイン論文を見なければ，「事前に」仮説を立てたものか，結果に合わせて事後に定義あるいは再定義したものかは分からない。プロトコルと結果公表論文を比較した調査によると，48試験中19試験 (40%) で一次評価項目 (primary outcome, 訳注：本書では outcome はアウトカムまたは評価項目と訳した。また，ほぼ同義の endpoint はエンドポイントと訳した) に大きな相違が認められた[2]。

デンマークで行われた102の試験を調べたところ，有効性について不完全な報告をした例は50%，安全性では65%もあった[1]。一次評価項目が新たに加わったり，変更されたり削除されていたものが62%もあった。

多重仮説検定の問題は別の例で説明することもできる。20個の数字が書かれた円盤に当たりが一つあれば，当選する確率は平均的に20分の1 (5%) だと分かる。この確率は賭ける回数が増えれば高くなる。臨床試験で複数に賭ける，すなわち多数個の仮説を設けると，当選する可能性が高くなることが知られている。したがって，当選確率を上げるためには何度も円盤を回せばよい。臨床試験で言えば，追跡期間中に何度も評価すればよい。本当なら円盤を回すたびに賭け直さないといけない。しかしながら，研究者の中には，1回の賭けで何度円盤を回しても良いと思っている人がいるのだ。もし事前に設定した仮説が5個あり，4度の来院時に評価するとプロトコルに書いてあったら，統計的検定の回数は20回になる (訳注：5個の仮説×4時点で20回)。たとえ治療効果はなくても，検定して有意な結果を得る確率は5% ($p = 0.05$) である。このように少なくとも1回は "当選

> — A BRILLIANT ANSWER, BUT WHAT WAS THE QUESTION?

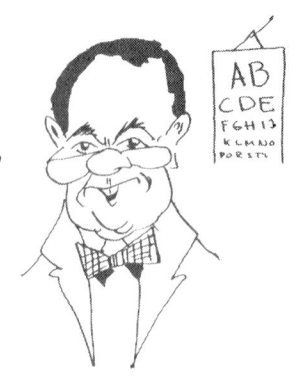

― 見事な答えですね。でも質問は何だったのかな？

する (winning)"，つまり統計的有意になる確率は高くなる（訳注：1 −（外れの確率）[20] = 1 − (0.95)[20] = 0.64 まで上がる）。多重仮説検定の問題は第22章でさらに取り上げる。

　偶然の結果や，結果の「事後的な」"解釈 (interpretations)" によって，左右されるような医療が許されるはずがない。臨床医は自らの臨床経験と常識を信頼し，仮説検定の原則違反があれば，それを見破れるようでなければならない。まれで非論理的な複合評価，すなわち臨床的有用性との関連性が不確かなアウトカムが使われていたら気をつけよう。望まれるアウトカムというのは，臨床医にとっても患者にとっても重要だと思えるものなのだ。

### ■ 臨床試験登録は解決策となるか？

　以前は，臨床試験論文の読者が，その試験のプロトコルを入手することはできなかった。したがって，事前に定めた仮説を変更したか否かは見分けられなかった。しかし，この状況は 2000 年に変わった。米国でウェブによる登録制度 "Clinical Trials. gov [8]" ができたからだ。新しく制定された法律では，"重篤か生命を脅かす (serious or life-threatening)" 疾患の臨床試験は登録が義務付けられた。この法律は，FDA への新薬 (IND；investigational new drug) 申請の場合にも関係する。2004 年 5 月には同様の要件が欧州でも適用された[5]。両者の違いは何かというと，米国の登録制度は

公開であるが，欧州の非公開のままであることだ．2005年9月以降，主要な医学雑誌は試験結果を公表するのにプロトコル登録を義務づけた[3]（訳注：2005年9月になってClinicalTrials.govへの登録が急増したとの報告が，N Engl J Med 2005; 353: 2779-87に見られる）．世界保健機構（WHO）は国際臨床試験登録要綱（International Clinical Trials Registry Platform）を準備しており，最低20項目の試験情報を登録することになっている[7]．

この米国の規制への遵守度は非営利団体（NPO）で高いが，製薬企業ではまちまちである[8]．"介入名（Intervention Name）"の項目は意味不明な入力をされる割合が高く，大手製薬企業2社でもそれぞれ21％と11％であった．"一次評価項目（Primary Outcome）"の記載では，第3位の企業ですらわずか3％しか記入していなかった．

### キーポイント

- 臨床試験における一次仮説は「一つ」にすべきであり，事前に定めないといけない．
- 一次仮説の結果が有意でないとき，二次エンドポイントに焦点を移しているようなら気をつけるべきだ．また，事後的に定めたエンドポイントの場合も同様である．
- 論文を読むだけでは，事前に定めた一次仮説や二次仮説が何であったかを知る由もない．試験プロトコルを見ないと分からないのだ．
- 2005年7月，主要医学雑誌は事前登録した臨床試験しか掲載しないことを決めた．

*"どこへ行こうとしているか分からなければ，
そこへたどり着けるかどうかも分からないことに
気づくべきだった"*
*(Y. Berra)*

# 第9章 開始時に治療群は比較可能であったか？

　比較臨床試験の目的は，二つかそれ以上の治療法を比較することである。研究開始時に治療群が比較可能であるかは重要なことだ。また，いかなる群間差にも気づいておくべきである。ランダム化というのは，患者を治療群へ割り付ける標準的方法として用いられる。これにより，介入群または対照群へ割り当てられる確率はいつも同じになる。ランダム化は統計的検定を保証するのみならず，開始時の既知・未知の予後因子に関して，群の比較可能性を最大限に高めるものである。さらに，患者を治療群に割り付ける際に生じる研究者バイアス (investigator bias) も取り除いてくれる。

## ■ ランダム化とは何か？

　ランダム化とは，患者を各治療群にランダムに（訳注：ランダムとは確率を用いるという意味）割り当てることを言う。硬貨投げにたとえられることが多いが，ふつうは乱数表やコンピュータプログラムを使って実施する。患者が試験参加を決めるまえに，研究者も患者もランダム割り付けの結果を知らないことが大切である。古い臨床試験論文では，登録日の順に割り付けられた試験があった。奇数日なら治療 A，偶数日なら治療 B に割り付けていた。これはランダム化ではない。なぜなら，医師は割り付け結果を知ってしまっているし，誰をその日登録するかをコントロールできてしまうからである。無意識のうちに，治療 A を好む医師は重い患者を B 群に，軽い患者は A 群に登録しようとするかもしれない。"ランダム化 (randomization)" を用いた試験では初期値 (baseline characteristics) を比較することで，研究者バイアスがないかを確認してきた。研究で取りあげる治療に選り好みのある研究者だと乱数表やコンピュータプログラムを使っても役には立たない。

## ■ランダム化は群の比較可能性を保証するか？

　概して，ランダム化により各群は比較可能になる。しかし，個々の試験，とりわけ小規模試験では，ランダム化によって比較可能性を保証することにはならない。群間の偏りに確証が持てないからといって，試験やその結果が無効になるものではない。治療効果・アウトカムと相関するとされる重要な背景因子について，群間の偏りを極力防ぐ方法を「層別割り付け（stratified randomization）」と呼んでいる。これは背景因子ごとに別々のランダム化を行うものである。よく層別化する因子としては，年齢，重症度，施設（多施設試験で）がある。循環器の研究では糖尿病や心不全に関しては均一な分布が望まれる。胃潰瘍の研究では喫煙状態や潰瘍径で層別化することだろう。

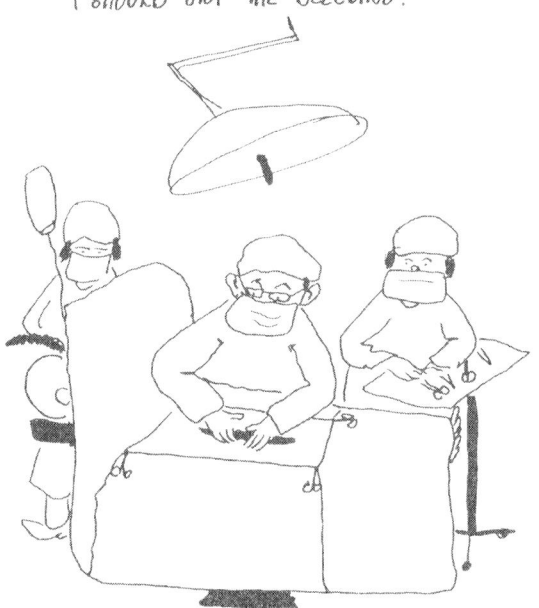

――看護師さん，至急コインを投げてくれないか？　止血すべきかどうか決めるから。

150 〜 200 人程度かそれより少ない小規模試験では，単純ランダム化（simple randomization）だと，偶然により群間の偏りが大きくなることがある。こうした偏りがあると，一方の群が優利になるため結果に群間差が生じることがある。こうした理由から，FDA は，治療効果が絶大であった試験を除き，その結果が再現されるかどうか同様のデザインで次の独立した試験を実施するようしばしば要求している。

■ 群間差は補正可能か？

開始時の群間差を扱うもう一つの方法として，試験が終了したあとで予後因子の不均衡を統計的に調整する方法がある。この調整は特定の仮定に基づくもので，それが正しいことも正しくないこともある。多くの予後因子は未知であったり，測定されていなかったりする。したがって，重要な因子がすべて調整モデルに含まれていないこともある。このため，特に未調整解析と調整解析の結論が異なった場合，この方法に不信をいだくかもしれないが，そのようなことはまれである。最も慎重な方法としては，治療群と対照群の差が最も小さくなる解析結果を採用することである。予後因子が既知であり，信頼性も高く，正しく測定されているなら，統計的調整はうまく行く。もちろん，いつもそう行くわけではないが。

■ 読者はどこに注目すべきか？

試験開始時における予後因子の群別分布は，論文の最初の方に表で示すべきである。読者にとって群が比較可能であったかどうかを確認するのに，この表は重要である。大規模試験では群間に差が見られることはあまりない。このため "Captopril Prevention Project [1]" で開始時の収縮期・拡張期血圧値に群間差があったことについて大変注目されたのは当然であった[2]。約 11,000 人の高血圧患者を対象としたこの試験は，開始時に 2 〜 3 mmHg も群間差があったことから，ランダム化は失敗したように思われた。このような差が偶然に起こる確率は百万分の 1 未満であるからである。

試験のアウトカムに影響する予後因子の多くは未知であったり，測定さ

れていなかったりする。このため，偶然だけの理由で介入群が優れたり，逆に対照群が優れたりすることがある。また，二つの同様な試験の結果が異なることもあるが，その原因を開始時の群間の偏りで説明できることがある。

| キーポイント |

- 開始時における群の比較可能性は臨床試験では基本的事項である。
- ランダム化は患者の治療割り付け法として好まれる。概して比較可能な群を作ってくれるからである。
- 小規模試験（150〜200人以下）では単純ランダム化は大きな群間の不均衡を招くことがある。
- 層別割り付けは重要な患者背景の不均衡を最小にする一つの方法である。
- 予後因子に関する開始時の不均衡を統計的に調整することは，群間の不均衡を扱うもう一つの方法である。
- 既知の予後因子が均等に分布していても群間の不均衡はありうるので，一つの試験だけで医学的な新発見を受け入れるのは慎重でありたい。

*"初め良ければ終わり良し"*

# 第10章 盲検化・遮蔽化はそんなに大切か？

　研究者や患者が割り付けられた治療を知っていると，どうしても偏った評価になりがちである。これを防ぐためには，研究者と患者に対して割り付けられた治療を盲検化(blinded)・遮蔽化(masked)する（訳注：英語でblindedとは盲目のことであり，差別用語であるため，近年はmaskedと呼ぶことが多い）。「単盲検(single-blind)」試験では患者だけがどちらの介入を受けたかを知らない。「二重盲検(double-blind)」試験では患者に加えて研究者や関係者までもが割り付けられた治療を知らない。二重盲検デザインはどんなアウトカムの場合でも望ましい。主観的エンドポイントの場合は盲検化の重要性はより高まる。しかしながら，外科療法や食事変更などの試験では盲検化することはできない。盲検化できないような試験では偏った評価をする危険性があり，研究自体が台無しになりかねない。こういうときは偏りを減らす特別な方法が必要となる（訳注：割り付け群を知らない第三者にエンドポイント判定を任せる方法など）。

　アウトカムが有効性であれ安全性であれ，たいていは何らかの主観的要素が入ってしまう。割り付けられた治療を知ってしまうと，研究者による治療効果の評価に影響を及ぼすかもしれない。さらに，研究者が別の治療や併用療法を行えば介入群と対照群の差が消えてしまうこともあるだろう。

　被験者は割り付けられた治療を知ってしまうと，同じように先入観や期待をもってしまうことがある。多くの患者は医師を喜ばせたいと思い，"都合のよい(right)"答えをしようとする。

　一般的に，薬の臨床試験は二重盲検で行うべきである。実薬とプラセボあるいは対照薬が判別つかないよう，特に努めなければならない。味，匂い，色が違うと盲検が崩れてしまう。心拍数や血圧の変化という薬理作用や，振せん・便秘・口渇などの副作用があると，盲検化したつもりでも薬剤の正体がばれてしまうこともあるだろう。だからと言って二重盲検をや

らない理由にはならない。

外科治療・行動療法・理学療法のように盲検化が無理な試験でも，第三者による独立した盲検による評価をすべきである。盲検化が非常に困難な薬剤試験では，この第三者を利用することが重要になるだろう。心臓と女性ホルモン補充の研究，HERS (Heart and Estrogen/progestin Replacement Study [1]) では，乳房の違和感と膣の出血の評価を産婦人医にゆだね，心血管イベントの評価は病院の別の医師に任せた。

― THAT STRANGE DOCTOR SAID THAT I'D GET EITHER THE REAL PILL OR THE PLACEBO, BUT THAT NEITHER OF US WOULD KNOW WHICH IT WAS.

― あなたは本物の薬か偽物の薬か，どちらかを飲むことになります。でもあなたも私もどちらかは分からないのです。こんな変なことを言う医師がいました。

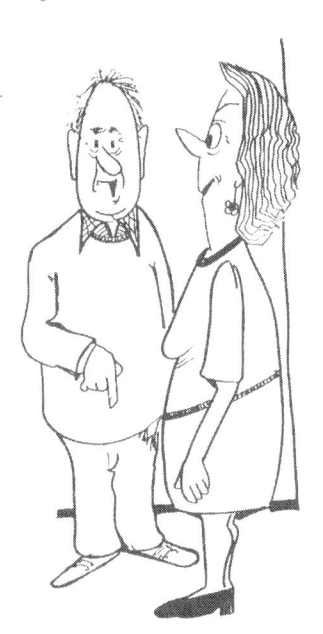

### ■ 盲検化はどうして重要か？

米国国立衛生研究所 (NIH) の研究者たちは，1970年代に風邪に対するビタミンC (アスコルビン酸) の予防的・治療的効果をみるため，9か月間に及ぶ二重盲検プラセボ対照試験を実施した[2]。この試験には300人のNIH職員が参加した。結果として風邪にかかった人数は両群とも同じであったが，ビタミンC群のほうで風邪の罹病期間が短縮したと報告された。

ところが，一部の参加者は誘惑に負け，カプセルを味見し，中身を知ってしまっていたのだ。割り付けられた治療を知らない残りの人たちでデータを分析すると，風邪の罹病期間に差は見られなかった。盲検を解いてしまった人たちだけでみると，ビタミン C を飲んでいた人で罹病期間は短く，プラセボを飲んでいた人では長かった。この例は，治療に対して期待することで，治療効果（この例では風邪の罹病期間）の評価や報告が影響されることを示唆している。科学者など詮索好きな人は，二重盲検試験の対象としては相応しくないかもしれない。

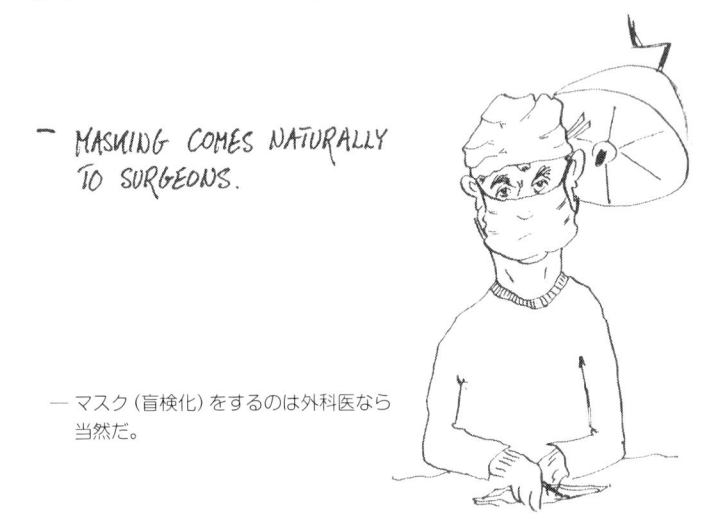

― MASKING COMES NATURALLY TO SURGEONS.

― マスク（盲検化）をするのは外科医なら当然だ。

### ■ オープンなデザインの欠点は何か？

割り付けられた治療を知ってしまうと，意識的にせよ無意識にせよ薬剤を中止したり，併用療法を始めたり，イベント判定や副作用の報告に影響を及ぼす。群間でこれらの事象が異なっていると，それはバイアス混入を意味する。このようなオープンなデザインのことを PROBE 法（Prospective, Randomized, Open, Blinded Endpoint）と呼ぶが（訳注：プローブと発音し，非盲検だが評価は第三者が盲検で行うデザイン），上にあげたようなバ

イアスを避けることはできない。しかしながら，割り付け群を盲検化したうえで，独立な専門家委員会がイベント判定をしている点は救いとなっている（訳注：Blinded Endpoint がその意味である）。

> **キーポイント**

- 有効性や安全性のアウトカムのほとんどは主観的要素を含んでいる。
- 割り付けられた治療を被験者と研究者の両者で盲検化すれば，報告や評価におけるバイアスを減らせる。
- 研究者が割り付けられた治療を知ってしまうと，併用薬などの使い方が違ってくることがある。
- 割り付けられた治療を被験者が知ってしまうと，"都合のよい"答えをして医師を喜ばせようとするだろう。
- 盲検化がむずかしいなら，第三者（"盲検化した観察者（a blinded observer）"）が盲検下で独立した治療評価をするとよい。


"暗やみの中ではすべて見分けがつかないのだ"

# 第11章 ── 症状の改善はどのようにして測るのか？

　自分がどんな感じかを正しく評価できるのは患者しかいない。かゆみ・胸焼け・不眠など，症状の程度を医師が評価しているような臨床試験は信じないほうがよい。

　残念なことに，研究者もスポンサー企業も患者の自己申告を一次評価項目にしたがらない。しかしながら，治療目標が症状の軽減や健康状態の改善であれば，客観的だが関係のない指標よりも，主観的だが関係ある指標のほうがよい。患者の自己申告を用いた臨床試験でも，割り付けられた治療をうまく盲検化していれば信用できる。

　患者の申告による症状を一次評価項目にしたくないのは，症状の程度や改善を測るのがむずかしいからだ。症状は，定量化することはもちろんのこと，定義することもむずかしい。また，患者によって症状の感じ方は異なるし，症状は消えたり現れたりもする。病気は一つであっても症状が多数あれば，一つ一つの症状について有効性を評価しなければならない。

### ■ どの症状がいちばん妥当か？

　患者に尋ねる質問の個数を絞り，最も気になる症状や治療に反応しやすい症状だけを見るほうがよい。急性十二指腸潰瘍では上腹部痛がいちばん訴えられやすい症状である。こうした患者では痛みが早く消えることを望み，潰瘍の治癒はその次である。したがって，十二指腸潰瘍の急性期治療試験における一次評価項目は，患者申告による上腹部痛とするのがよい。一方，十二指腸潰瘍の維持療法に関する試験では長期にわたる症状の緩和のみならず，潰瘍治癒の程度や再発・出血・穿孔など合併症の抑制も評価すべきである。

　喘息治療の試験でも同じことがある。喘息の発作時には労作性呼吸困難や夜間の起座呼吸が最も気になる症状なので，急性期治療の試験ではこれ

第 11 章 ● 症状の改善はどのようにして測るのか？

らに焦点を当てるべきだ．一方，長期にわたる維持療法の有効性では，急性増悪や疾病進行の予防を評価する必要がある．そのため合併症発現率や肺機能の変化を評価する．もっと進行した状態では生存率を評価する．

疾病の重症度を評価するのに機能面の評価に頼りすぎるのはよくない．良性前立腺肥大（BPH）患者において尿流動態検査は，尿流低下や排尿困難といった尿路閉塞の程度を定量化するが，患者がより気にする尿意切迫感や夜間頻尿などとの関連性は低い[1]．このように，尿流動態検査の結果をもって症状改善の評価とするには限界がある．

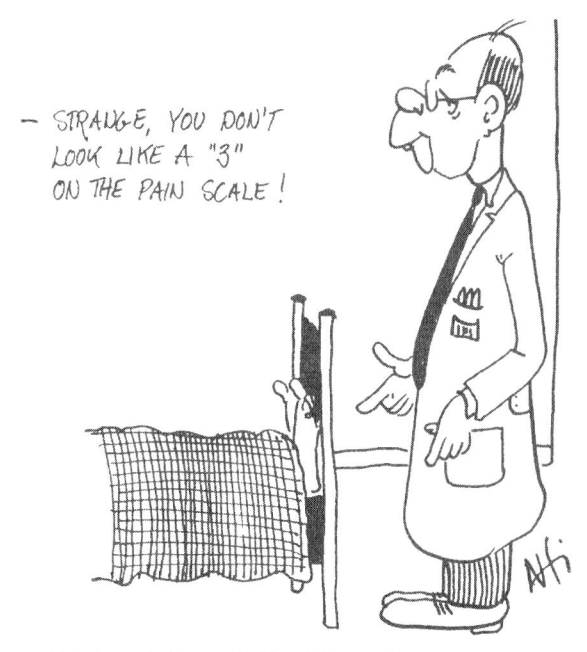

― 変だなぁ，あなたの痛みが"3点"とは思えないよ！

■ 症状をどのようにして数値化するか？

症状を数値化するにはいろいろな方法がある．症状によって，0＝無，1＝軽度，2＝中等度，3＝重度というように評点するのが第一の方法であ

る。一方,治療開始前からの症状の"変化(change)"を評点する方法もある。たとえば,著明改善・中等度改善・軽度改善・不変・軽度悪化・中等度悪化・著明悪化などと評点する。こういったスケールを使えばある程度分かるが,正しく解釈できるかどうかは読者の経験による。著明・中等度・軽度の改善と言っても,人によってどうとらえるかは異なるだろう。

　重症度スケールの段階が少なすぎると,臨床的に意味のある症状の変化を見逃すかもしれない。逆に,たくさんありすぎるとニュアンスの違いが区別できないだろう。そこで,スケールの段階は5ないし7個というのが最適のようである。

　症状を数値化するもう一つの方法とは,VAS (visual analog scale) を用いるものである。VASとは100 mmの直線からなり,両端に記述がある。たとえば,一方が'痛みなし (no pain)'であり,もう一方が'耐えられない痛み (intolerable pain)'と書く。この2か所以外は何も書かない。そして,患者は症状の程度を直線上に矢印で示す。症状の程度は痛みなしからの長さ (mm) で表す。したがって,0〜100 mmの値をもつ連続スケールが容易に得られ,患者による解釈の違いに影響されることもない。また,わずかな違いでも検出できるメリットがある。すなわち,より少数の患者で統計的有意差を見出せるのだ。一方,VASには欠点もある。スケールの変化で臨床的有用性を解釈し,それを伝えることはむずかしい。新規の鎮痛薬は平均として58 mmから43 mmに痛みが軽減したとき,それはどういう意味を持つだろうか？（訳注：58 mmに対して15 mm痛みが軽減したので,相対的には15÷58＝0.26,すなわち26％痛みを軽減と解釈は可能）また,物差しの中間部での5 mmの症状変化と,両端部の5 mmの変化は必ずしも同じとは言えない。

第 11 章 ● 症状の改善はどのようにして測るのか？

- YOUR PAIN WAS REDUCED FROM 58 TO 43 MM.
- DOES THAT MEAN THAT I FEEL BETTER, DOC?

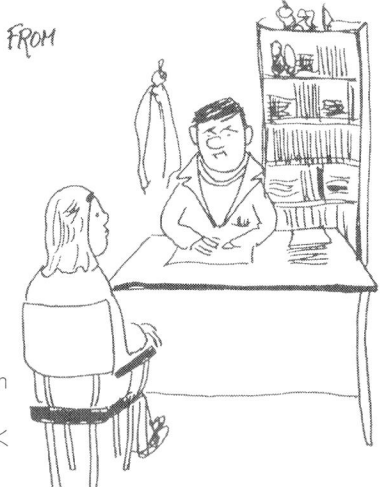

― 痛みのスコアは 58 mm から 43 mm まで下りましたね．
― 先生，ということは私は気分がよくなったという意味ですか？

> [!NOTE] キーポイント
> - 主観的な症状は患者が評価するのがいちばんなのだ．
> - 同じ病名であっても症状はいろいろあるだろう．
> - 患者によっては気にしないことでも，別の患者ではそうとは限らない．
> - VAS 得点の変化量を用いた統計解析は簡単だが，その臨床的有用性についてはよく分からない．
> - こうした評価尺度は患者重視という点では良いのだが，解析上は欠点がある．

*"お客の言うことはいつも正しい"*

## 第12章 ── 生活の質は本当に評価できるか?

　生活の質 (QOL) という概念は何十年も前から使われてきたが，医療への応用は始まったばかりである。患者本位の健康関連 QOL (Health-Related QOL；HRQL) は，今やアウトカム指標の一つとして受け入れられ，ランダム化比較試験やヘルスリサーチで使われている。HRQL とその構成要素は，患者にとっての治療効果を表すのに役立つ。

　HRQL とは多面的な概念であり，人のトータルな健康状態を表す。そして，通常三つの構成要素 (身体・社会・情緒) からなる。最後に，全般的 QOL を評価する一項目がある。その他にも，認知度・異性関係・性的事項などの要素も測ることがある。生活の質で補正した寿命 (Quality-Adjusted Life Years；QALY／訳注：クオーリィと発音し，QOL 値で補正した健康寿命に類する) や，患者の好みを表す全般的指標などもあるが，臨床試験ではあまり使われないのでここでは述べない。

　HRQL に関しては，生活の質に関する定義が明確でないという批判がある。HRQL 質問票にはいろんなバージョンがあるが，それらは主観的であるために結果の妥当性については疑問がある。また，質問票の感受性

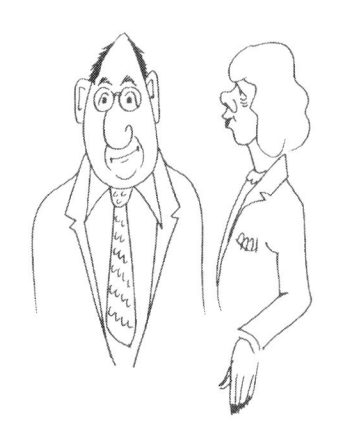

― WE MUST HAVE AN OBJECTIVE MEASURE OF SATISFACTION. SO MANY MISGUIDED PEOPLE THINK THEY'RE REALLY HAPPY.

―満足度を図る客観指標がないといけない。なぜなら，よく理解せずに自分は幸福だと錯角している人が多いからね。

(sensitivity) に対しても批判がある。すなわち，明らかに重要な介入効果が見られるときに，それを検出できるのかということである。

## ■ QOL 評価の有用性は何か？

QOL 評価は，時に予想もしない結果をもたらす。全般状態 (well-being) に対する降圧薬の治療効果をみた研究がある[2]。それは，患者，その配偶者，あるいは"大切な (significant)"人，そして主治医へのインタビューを通して調べられた。血圧はコントロールされ，患者は不満を示さなかったので，主治医は患者の全般状態に目立った変化はないとした。それに対して，配偶者では75％が患者の行動や態度はかなり悪化したと思った。やる気や活力の低下，病気に対する過度の心配，情緒不安定や記憶力の低下，性欲の減退などが見られた。患者のなかには副作用を訴える人もいた。一般的に言って，全般状態に対する治療効果は主治医ではなく，患者あるいは患者のことをよく知る人が評価すべきである。

"あなたの健康状態 (health) はどれくらいですか？"，"あなたの全般状態はどれくらいですか？"という質問は包括的であり，患者にしか答えることはできない。こうした質問から得られた総合指標を使うと，全般的な治療効果を測ることができる。たとえば，抗狭心症薬による胸痛の抑制は，冷え症・倦怠感・頭痛などの副作用よりも重要かどうかを測れるのだ。

HRQL 評価は慢性疾患の治療のみならず，生命に危険を及ぼす疾患でも大切である。慢性疾患では症状の悪化を防ぎたいだろうし，重篤な疾患では延命よりも QOL のほうが断然大切だと患者は考えている。いつでも患者が治療決定に意思表示できることが大切なのだ。

HRQL の定義や変化量の意味に関してコンセンサスはないが，臨床医は HRQL という概念を認めており，臨床試験の結果に応じて処方パターンを変えている。3種類の降圧薬で HRQL を比較した報告[1]は宣伝に偏っていたが，これにより高血圧に対する ACE 阻害薬の使用が著しく伸びた。高血圧はほとんど症状が見られないため，患者は降圧薬による副作用（性的不能・不眠・抑うつ・咳・便秘・口渇・運動能低下）を許容できないの

だろう．軽度の高血圧では重篤な合併症が起こる危険性も低いため，特にこうした副作用を受け入れるのは困難だろう．

　間欠的に症状の出る片頭痛が HRQL に影響を及ぼすことがある．いつどこで片頭痛が起こるか分からないので，患者は生活様式を変え，会議や社交の場や旅行を避けようとする．このように HRQL により家族や友人がひどく影響を受けるが，それを見極めることはむずかしい．急性片頭痛の有効な治療は頭痛の程度を和らげるだけではなく，発作のないときの QOL も改善するのだ．

　癌のように生命を脅かす疾患でも HRQL は重要である．医師はこれまで治療効果の可能性がたとえ小さくても，延命のためにあらゆる努力をすべきと考えていた．こうした考え方は近年変わってきて，進行癌の患者では副作用の少ない治療を考え，家族と過ごす時間を増やしてあげようとする．癌患者では，延命だけでなく QOL をよくする方向へ治療も変化してきた．

### ■ 方法論上の課題とは何か？

　臨床試験に HRQL 評価を含めるのはかなりの挑戦でもある．FDA が HRQL の改善で新薬を承認してこなかった理由を説明しておこう．第一の論点は多重検定 (multiple testing) である．HRQL を評価するために標準化された質問票はいくつかの領域 (domain) をカバーする多くの質問が含まれている．質問ごとに，あるいは領域ごとに解析すると，偶然で統計的有意になる可能性が増える．他方，多数の質問を一つの HRQL 指標にまとめると情報のロスにつながるだろう．いわば，すべての生化学検査値を一つの検査指標にまとめるようなものだからである．妥当な解決策としては，疾病に関係する質問だけに絞ること，治療効果が期待できる質問だけに絞ること，あるいは関連する質問どうしをまとめることがあげられる．

　HRQL について別の問題もある．HRQL は，夫婦間の問題や転職といった健康に関係ない要素に左右されることである．これらの出来事が，情緒・睡眠・健康・余暇活動に影響することは明白である．これらのことは HRQL の評価を困難にするため（訳注：専門用語では交絡因子と呼ぶ），ランダム

第 12 章 ● 生活の質は本当に評価できるか？

化比較試験では，これらが両群で同様となるようにすべきである。

最後に，HRQL を評価した試験結果を読むときには，科学的質問が事前に定められていたかをよく確かめたい。この点に関して QOL を測定した試験では不十分であることが多々あった。

― HOW DO YOU MEASURE QUALITY OF LIFE...
GRINS PER HOUR OR LAUGHLINES PER $CM^2$ ?

― 君なら QOL をどう測る？　1 時間あたりの笑いの回数かい？　それとも 1 $cm^2$ あたりの目じりのしわの数かい？

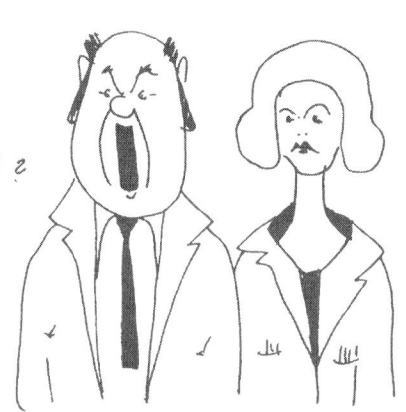

### キーポイント

- 健康関連 QOL（HRQL）とは包括的健康状態を表す多面的概念である。
- HRQL は身体・社会・情緒の 3 要素に加えて，包括的 QOL の 1 項目から成る。
- HRQL はほとんどの健康状態に対して臨床的に意味がある。
- 質問の個数が増えれば増えるほど，個人の HRQL を十分に説明することが可能である。
- 質問の個数と仮説検定との間には方法論上の葛藤がある。

## "赤ちゃんを浴槽の水ごと放り出さないで"
〜大事なものを見失なわないように。

# 第13章 ── バイオマーカーは薬効評価において有用か？

　新規治療による合併症や死亡の減少を確かめる臨床試験は，大規模かつ何年もの期間を要する。そのため，多大な金銭的負担が必要となり何とかコストを下げる方法を求める。そこで注目を浴びているのが疾病マーカーの利用である。

　数十年前，疾病状態や増悪に関連する生物学上の数値（総称して，"代用エンドポイント（surrogate endpoints）"，または"バイオマーカー（biologic markers）"と呼ぶ）が，臨床試験における合併症や死亡の代用として提案された。規制当局の公文書によると[6]，代用エンドポイントとは，臨床検査値や身体所見であり，患者の気分・機能・生命を直接測る臨床上有用なエンドポイントの代用として使用される。そこで臨床的・規制上で前提となっていることとは，代用エンドポイントの改善は臨床的に良いことであり，かつ非致死性イベントや死亡の発現率を減らすことである。代用エンドポイントと興味ある臨床イベントの橋渡しができることが重要なのである。しかしながら，これまでのところ期待はずれの例が多かった[1,3]。

### ■ まずかった例にはどんなものがあるか？

　心室性期外収縮，血清コレステロール，骨密度などが代用エンドポイントの例である。冠動脈疾患の患者では心室性期外収縮があると死亡率は高く，突然死も増える。血清コレステロールが高値になると急性心筋梗塞のリスクが上り，早期死亡も増える。骨密度が低いと骨折のリスクは高まる。「もし」代用エンドポイントとアウトカムの関係が強く，代用エンドポイントが因果関係の経路の中にあるとしたら，原則的には心室性期外収縮を抑えたり，血清コレステロールを下げたり，骨密度を上げる治療により，合併症や死亡を減らせるはずである。代用エンドポイントでの試験は合併症・死亡を見る試験より少数例なので，当然のことながら安全性情報は限られてくる。薬剤の安全性に関する良いマーカーはほとんどない。肝機能検査

値の上昇は肝障害や肝不全を予測し，心電図の QT 間隔延長は重篤な心室性不整脈や突然死のリスク上昇に関連する。

心室性期外収縮により心臓突然死が発症するという広く知られた仮説に基づき，米国国立心肺血液研究所（NHLBI）がスポンサーとなり CAST（Cardiac Arrhythmia Suppressive Trial）は計画された。CAST の主目的は，急性心筋梗塞後の患者に対して，特定の薬剤により心室性期外収縮を抑制することが心臓突然死のリスクを減らすかどうかを検証することにあった[2]。適格者には 3 種類の抗不整脈薬かプラセボのうち，どれかが投与された。3 種類の抗不整脈薬は，24 時間心電図モニター上で心室性期外収縮を予想どおりに抑えた。しかしながら，そのことが突然死の減少につながることはなかったのだ。むしろフレカイニド（flecainide, Tanbocor）あるいはエンカイニド（encainide, Enkaid）を投与した群で心臓突然死が増えたため，CAST は 1,727 人の登録で，わずか 10 か月追跡時に早期中止となった。フレカイニドかエンカイニドを投与された 730 人のうち 33 人（4.5％）が死亡または心停止に陥ったが，プラセボ群では 725 人中 9 人（1.2％）にすぎなかった。不整脈治療により心室性期外収縮は抑えたが，予想に反して死亡リスクが増えてしまったのだ。このことから，心室性期外収縮の抑制は，患者の治療効果を見るための良い代用エンドポイントではないことが明らかとなった。

LDL コレステロールを下げ HDL コレステロールを上げるというホルモン補充療法（HRT）については，HERS（Heart and Estrogen/progestin Replacement Study）で冠動脈イベントのリスクを下げるかどうかが評価された。冠動脈疾患既往の閉経後女性 2,800 人について，エストロゲン（Premarin）とプロゲステロン（Provera）による配合剤の効果がプラセボ対照長期試験で評価された。1 年後に LDL コレステロールが平均で 11％下がり，HDL コレステロールが平均で 10％上がった。LDL・HDL が冠動脈イベントと統計的に関連することが知られていたので，治療効果は約 30％あると予測していた。しかしながら，驚くことに HERS では HRT 群と対照群の間に冠動脈イベントの差は見られなかった[4]。1 年目で，HRT を行った女性に非致死性・致死性の冠動脈イベントが増えていたのだ。この研究から薬剤にはいろいろな作用機序があり，一つの代用エンドポイント（脂質改善）に依り

すぎたことが失敗の原因と分かった。

　骨密度と骨折の間の逆相関も，理論と現実の間に乖離が生じた例である。骨密度が減少すると骨折の増加につながる。高齢者女性が増えるなかで大腿骨や椎体骨折は大変な健康問題であり，医療費高騰の原因にもなっている。フッ化ナトリウムは骨形成を促進すると言われる，安いジェネリック品である。メイヨークリニックの臨床試験で，フッ化ナトリウムは有意に骨密度を上げることが確かめられた[5]。当初，これは骨折予防のために費用対効果のよい治療であると思われていた。そこで3年間の追跡研究で骨密度のみならず骨折についても検討してみることにした。ここでもフッ化ナトリウムの骨密度への良い効果は確認された。しかし残念なことに，フッ化ナトリウム群はプラセボ群に比べて非椎体骨折が3倍も増えていた。椎体骨折についても実薬群で30％も増えていたのだ。このことから，フッ化ナトリウムはもろい骨を作るという説明がなされるようになった。

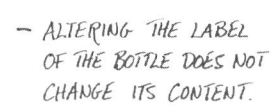

― ALTERING THE LABEL OF THE BOTTLE DOES NOT CHANGE ITS CONTENT.

― そのボトルのラベルは変わっても，中味は変わっていないのだ。

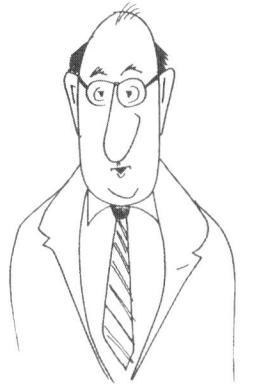

### ■ 信用できる代用マーカーはあるか？

　HIV感染者の血中ウイルス量，いわゆるウイルス負荷はエイズ発症までの期間・予後の予測に役立つことが分かっている。このウイルス負荷を使うことによって，HIV治療薬が早期に承認・市販されるようになったが，代用マーカーとしてのその価値は長続きしなかった。

　急性心筋梗塞後の左室不全と早期死亡には関連がある。心筋梗塞の急性

期治療の主目的は心筋傷害を最小にすることである。血栓溶解療法は血栓を溶かすことで梗塞径を小さくする。某メーカーは組織型プラスミノーゲン活性化因子 (tPA) に血栓溶解作用があるということで，FDA へこの薬を申請した。しかし，tPA の持つこの作用だけで FDA の承認は得られなかった。その後，急性心筋梗塞急性期の患者において tPA が左室機能を改善することが示され，それによって承認された。心室機能は，血栓溶解よりも心血管合併症や死亡と強く関連している。FDA は血栓溶解を代用エンドポイントとして認めなかったが，左室機能は死亡の代用になるとして受け入れた。これにより時間や費用が削減され，人命も救われたことだろう。

新薬開発において代用マーカーの使用は妥当といえる。用量・反応関係の試験結果を参考にすることにより，企業は将来，イベント評価の試験をするかどうか決定しやすくなるだろう。重篤な疾病の場合は，代用エンドポイントの試験で条件つきの承認をすることもあり得る。もちろん，アウトカムを確かめる試験をきちんと行うことが条件である。

> **キーポイント**

- 🗝 バイオマーカーでの治療効果があっても，必ずしも臨床イベントでの効果があるとは限らない。
- 🗝 代用マーカーが本当に良い代用となり得るのかよく分からないため，その価値が下げられている。
- 🗝 薬には複数の作用機序があるが，バイオマーカーはふつうその中の一つだけしか見ていない。
- 🗝 薬の安全性に対する良いマーカーはほとんどない。

*"理論的には理論と実際に差はないが，
実際には差はあるのだ"*

(Y. Berra)

# 第14章 ── 薬の副作用はどのようにして測るか？

　完全に安全という薬はない。どの薬にも何らかの副作用がある。重篤度も軽いものから重いものまでいろいろだ。「JAMA（米国医師会雑誌）」に載った論文[7]によると，米国内の病院で薬の副作用で死亡するのは年間約 10 万人とされる。これは死因の第 5 位に位置する。その後に出された報告では総件数はもっと増えている[6]。この驚異的数字を減らすことが急務である。英国で実施された研究によると，入院の 6.5％は副作用が原因であった[8]。これらの副作用の大半は必ず避けられたか，多分避けることのできたものである。

## ■副作用はどうやって数値化するか？

　治療法を決めるときには，いつも効果と危険性の両者を考えるべきだ。ここで"危険性（risk）"とは，治療に伴う良くない事象を指す。危険性というと，ふつうは直接的な副作用（症状）やイベントを指すが，間接的なものを含むことがある。たとえば，病気がちになるとか，日常生活が制限されるなども含む。治療法を決めるときには，全体としての危険性について把握することが重要である。社会的コストについては第 24 章で取り上げる。

　さまざまな様相を呈する副作用を測ることはむずかしい。臨床試験論文を読むときには，臨床医は薬の副作用プロファイルについていろいろ学ぶべきである。特定の副作用が初めて起きるときは，患者にとっても医師にとっても比較的すぐに気づく。副作用はある時点までの，試験の場合は最終時点までの，累積発現率で示すことが多い。この累積発現率では副作用の重要な二つの側面，すなわち重篤度と持続性という観点を見ていない。副作用の重篤度は通常，重度・中等度・軽度といった尺度を用いて患者が報告する。一方，担当医も同じだが，"重度（severe）"は治療の中断を必要とするもの，"中等度（moderate）"は減量を必要とするもの，"軽度（mild）"

は治療変更や減量を必要としないものなどと分類する。副作用の持続性について報告するのはむずかしい。特に重篤度が変化するものほどむずかしい。

別の問題もある。悪心・倦怠感・不眠症といった症状には定義がない。事実，これらの症状を確定するのは不可能である。それは患者自らの訴えだからだ。だからと言って，どうでもよいことにはならない。副作用を測る頻度も重要な因子である。副作用の件数は，どれくらい頻繁に情報を収集したかによって変わる。自由回答の質問（"前回以降，薬に関する何か困ったことはありましたか？"）よりも，明確な質問（"前回以降，頭痛はありましたか？"）のほうが副作用の頻度は高くなる。

FDAへ申請するために実施された臨床試験では，予期しない症状や合併症を"関連性（relatedness）"に従って分類しなければならない。研究者はそうした副作用を，試験薬と関連あり（related），多分関連あり（possibly related），多分関連なし（unlikely related），関連なし（unrelated）で判断しなければならない。この判定はかなり主観的であり，あまり深い意味はない。二重盲検でない臨床試験では特にその意義は薄れる。

### ■ 原因を考える際の課題とは何か？

本当にそれが薬の副作用だと決めつけるのはむずかしい。極端な例をあげると，血糖コントロールをみた糖尿病試験で，患者が交通事故を起こし一方の運転手を死亡させたとしよう。このとき，その人が低血糖発作を起こしたため事故となった可能性はあるだろうか？ この例は副作用に分類され，血糖コントロールが厳格すぎた結果とすべきだろうか？

あらゆる副作用が初めから既知であったらデータ収集はかなり楽だろう。未知の副作用を拾うことこそが挑戦なのである。すなわち，開業医なら鎮静薬の処方と股関節骨折を関係づけないかもしれない[12]。泌尿器医なら，前立腺癌患者のエストロゲン治療と急性心筋梗塞・脳卒中による入院との関係を見過ごしてしまうかもしれない。ほとんどの薬には，導入後何年も浮上しないような予期しない副作用がある。

サイアザイド系利尿薬は，市販 20 年後になって性的不能との関係が報告された。ACE 阻害薬と空咳の関係は市販後何年もたってから判明した。

薬と病態が同じ合併症を引き起こすときは，その原因特定は特に困難である。CAST で抗不整脈薬が引き起こした最も重篤な副作用は心臓突然死であったが，それは本薬が予防すると想定していた合併症であった。別の例として自殺がある。これは疾患であるうつ病の結果とも考えられるが，抗うつ薬の使用とも関係している[4]。

臨床試験における FDA の副作用報告制度では，未知であれ，予期しないものであれ，すべて報告するよう求めている。死亡や入院などの重篤なイベントは，試験薬との因果関係の有無に関係なく 7 日以内に報告しなければならない。この FDA の報告制度には異論もある。欠点の一つは膨大なデータとなり，薬との関連性を問わない長大な副作用のリストをもたらすからである。因果関係を評価することはむずかしいので，ランダム化プラセボ比較試験の結果が有用になる。実薬群とプラセボ群での発現率の違いこそが，真に薬による副作用の最も良い推定になるのだ。

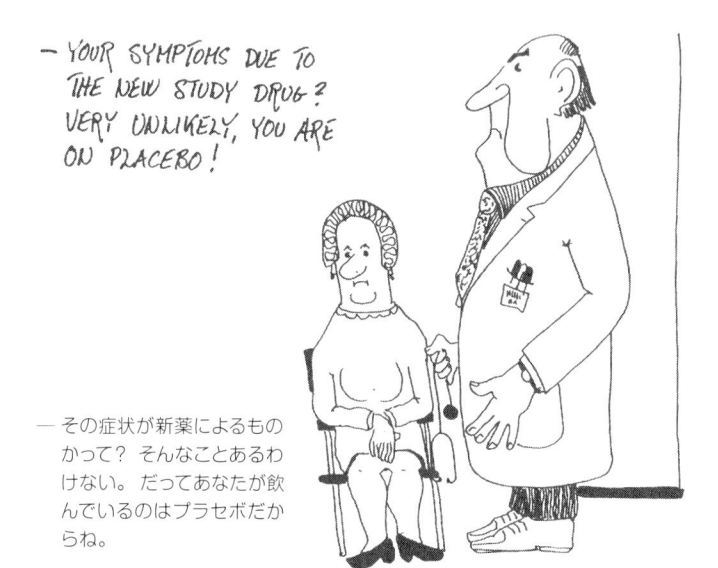

― その症状が新薬によるものかって？ そんなことあるわけない。だってあなたが飲んでいるのはプラセボだからね。

第14章 ● 薬の副作用はどのようにして測るか？

■ 文献にはどれくらい厳密に副作用が報告されているか？

　試験結果に副作用を載せる際のルールはない。同じようなデザインの試験でも，副作用の測定や報告は同じではない。IoannidisとLau[5]は，7領域の192の大規模臨床試験における副作用報告を調査した。報告が十分だと思われた論文は39％にすぎなかった。臨床検査値異常は約1/4にしか記載されていなかった。さらに，約半数では治療による有害事象には全く触れていなかった。治療を中断した人数に関しても1/4では報告が欠落していた。中断理由はたった46％しか載っていなかった。副作用の報告に割くページは半ページ以下であり，著者リスト・所属とほぼ同じスペースであった。

■ 薬の安全性は一次評価項目になるか？

　治療の安全性を主目的として実施される臨床試験はほとんどないが，最近の例で一つだけある。選択的COX-2阻害薬の例である。新しい薬である'コキシブ系薬（coxibs）'は，開発の初期段階では従来のNSAIDs（非ステロイド性抗炎症薬）と比較して鎮痛効果は優れていなかった。しかしながら，胃部不快感が少ないと思われていた。競争力という観点から，ロフェコキシブ（rofecoxib, Vioxx）とセレコキシブ（celecoxib, Celebrex）の製造会社が試験を開始した。重篤な消化器（GI）の副作用（穿孔・潰瘍・出血）の軽減を目指して行われた。それらはVIGOR[1]とCLASS[2]という試験で，ロフェコキシブとセレコキシブを非選択性NSAIDsと比較した。VIGOR試験では重篤なGIイベントを有意に減らしたが，その代わり重大な血管イベントを逆に増やした。CLASS試験でもGIへの効果が見られたものの，それは「事後的に」アウトカムを再定義したからであり，1年間の試験で後半6か月分のデータを除外していた。コキシブ系薬による重大な血栓性イベント（主に急性心筋梗塞）の増加という副作用は，大腸ポリープ患者を対象とした二つのプラセボ比較試験により2004年に確認された[2,10]。結局，ロフェコキシブの製造会社は薬の自主回収を決めたが，セレコキシブの製造会社は自主回収しなかった。

安全性を主目的とした臨床試験はめずらしいが，癌の領域ではふつうに行われている．それは，二つの治療法のうちどちらが安全かを検証するといった試験である．

■ あなたは副作用を観察したら報告するか？

市販後の安全性上の問題を見つけるのに，FDA が最大の情報源としているのが AERS (Adverse Event Reporting System) である．実地医家と患者の協力が命である．その他に，旧式で受動的だが，大規模な自発報告システムに MedWatch がある（訳注：www.fda.gov/medwatch を参照）．これは貴重な安全性情報を集めているが，報告率は 90 〜 99% と少し低いとされる[11]．MedWatch の最大のメリットとは，まれで予期しない重篤な副作用を検出する点である．危険な副作用を早期に検出する，もっと斬新な方法も提案されつつある[3]．

---

キーポイント

- あらゆる薬には何らかの副作用がつきものである．
- 副作用には，発現率・重篤度・持続性などさまざまな観点がある．
- 薬も病状も同じ作用をもたらすとき，因果関係を明らかにすることはむずかしい．
- 臨床試験論文において安全性は十分注目されていないことが多い．

*"用心に越したことはない"*

# 第15章 —— 臨床試験の対象にはどれくらい代表性があるか？

　臨床試験への参加に同意する人が，同じ健康状態を持つ人たちの代表だと思えることは「まれ (rarely)」なのだ。

　試験プロトコルでは，予後がひどく悪い患者は通常除外される。予後に影響する合併症をもった患者や病気の進行期の人，高齢者もふつう除外される。試験に関連しない治療や健康状態という雑音を取り払い，"きれいな (clean)" 実験をしたいという思いは，同じ状況の患者に試験結果を外挿できないという代償を払うことになる。その結果として過大評価になることもあるし，過小評価になることもある。安全性の問題は過小評価になりがちである。そこで医師は，不完全な情報に基づきながら治療法の価値を判断せざるを得ない場合が多くなる。

　試験に参加すること自体が，結果に影響を及ぼすこともある。被験者は綿密にモニターしてもらえるし，特別な関心が払われ，最適な医療も受けられるだろう。日常診療では行われないような特別な検査によって合併症や他の病気が明らかになり，いち早く治療を受けることもできる。このように，試験へ参加さえすれば健康には良い効果がもたらされることだろう。こうした効果は介入群と対照群で同様に起こらなければならない。

　重症患者を除くこと，試験参加により健康になる可能性のあること，こうしたことも統計的検出力へ影響を与える。そこでは，通常の患者層よりもイベントや合併症の発生率が低くなりがちである。このため試験の統計的検出力は下がることになる。症例数をそれに応じて増やさないと，介入の効果を検証するには十分ではなくなる。

### ■ 研究対象はいかに選択的な集団か？

　フィンランドの研究グループが，後ろ向きカルテ調査 (retrospective chart review) を行った[2]。胃潰瘍の臨床試験で設定した典型的な適格基準が，胃

潰瘍で入院した 400 人の患者に適合しているかを調査した。その結果,たった 29％しか適格基準を満たしていなかった。そして,不適格とされた患者において 5〜7 年以内に胃の出血・穿孔・狭窄など,重篤な合併症や死亡が生じていた。このことから,低リスクの胃潰瘍に対して $H_2$ ブロッカー等で長期合併症を予防できたとしても,すべての潰瘍を持つ集団へ外挿すべきではないことが分かる。

さらに,臨床試験の選択特性を示す二つの例をあげる。非ステロイド性抗炎症薬 (NSAIDs) の試験に登録された対象を調べると,65 歳以上の者はたった 2.1％しか含まれていなかった。しかしながら,NSAIDs は高齢者で頻繁に使われている薬なのだ[4]。

別の例をあげよう。心筋梗塞生存者における退院後 1 年以内の死亡率は約 7〜9％であるが,臨床試験ではプラセボ群でわずか 3〜4％との報告がある。どうしてこんなに低かったのだろうか。それは簡単だ。高リスク患者は臨床試験ではしばしば除かれるからである。したがって,こうした心筋梗塞患者に対する二次予防試験で,20〜25％のリスク低下を示すためには,大規模な臨床試験を行わなければならない。

― THE TRIAL WAS SO EXCLUSIVE THAT NO ONE WAS EVER RANDOMIZED.

― その試験は除外基準が厳しすぎて,ランダム割り付けされた人がいなかったのだ。

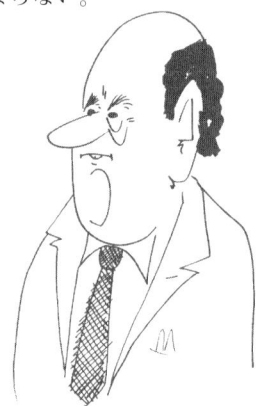

■ 選択バイアスは試験結果へどう影響するか？

高リスク患者の除外には,その他の影響もある。心筋梗塞後の $\beta$ 遮断薬の二次予防的投与を評価した試験では,さまざまなリスクを持つ患者が含ま

れていた。予想に反して，合併症のある（β遮断薬が禁忌ではない）患者のほうが，合併症のない患者よりもβ遮断薬が有用であるという結果であった[1]。高リスク患者を除外すると，この有用性は消失してしまうかもしれない。選択バイアスにより，逆に治療効果が良く出ることもある。臨床試験へ参加する人は一般的に研究への個人的興味も強く，また教育水準も高い。その結果，服薬遵守率が高いことが多い。加えて，他の病気はあまり持っていないため，試験参加者は，他に薬を飲んでいる割合が低い（このことを，「健康ボランティア効果（healthy volunteer effect）」と言う）。そのため，薬物相互作用が起きる可能性は低くなる。

低リスク患者に限定すると薬の有害作用を低く見積もり，その発見が遅れるかもしれない。最近の例で，選択的COX-2阻害薬の開発事例をあげる。低リスクの患者を対象とした小規模の短期試験であったため，この種の薬剤が重篤な塞栓イベント（主に心筋梗塞）を引き起こすという警告を見過ごしてしまった。

医学文献データベースであるMedlineを検索をすると，1990～95年の間にカルシウム拮抗薬のランダム化比較試験は1,430件も報告があった[3]。そのほとんどが代用エンドポイントを使っていた。これらの薬の最大の適応である，高血圧患者における脳卒中・心筋梗塞・心不全のリスクを減らすかどうかを見た大規模試験は一つとしてなかったのだ。

### キーポイント

- 研究対象はしばしば一般集団からの相当偏った集団になっている。
- 高リスク患者を除くと有害事象を過小評価することになる。
- 適格基準を満たさない人へ試験結果を外挿するときは注意しなさい。

*"雌豚の耳で絹の財布は作れないのだ"*
～悪い材料から良いものはできない。

## 第16章 ── 解析から消えた対象には何があったのか？

　割り付け後の患者を主要なデータ解析から除外すると，バイアスを生む大きな原因の一つとなる。解析から一部の患者を除くということは今ではあまりないが，十分注意する必要がある。割り付けられた患者を解析から除外することにより，研究結果が歪められてしまうことがある。たいていは，実薬あるいは新規介入の結果を良くする方向へと歪められる。経験によれば，副作用や無効，その他の理由で服薬を中断した患者は，数名のこともあれば1/3に達することもあった。追跡期間中に脱落例があったら，すぐに次の疑問を発すべきである。それは，"解析から消えた対象には何があったのですか？"ということである。これは規制当局により指摘されてきた問題であり，今では除外した理由だけでなく，試験参加者全員の十分な説明が求められている。

### ■ 除外する理由は何か？

　ランダム化比較試験における解析除外には三つの理由がある。

　第一は，適格基準（組み入れ・除外条件）を満たしていなかったからというものだ。試験が開始されたあとに除外を決定すれば特に問題となる。また，試験が終了し，結果が悪かったから除外するのはさらに問題である。こうした"プロトコル違反(protocol violators)"は多かれ少なかれあるものだ。ランダム割り付け後に解析除外すると，ランダム化によって確立した開始時の比較可能性が崩れることになる。こうしたプロトコル違反例が多いときは，試験全体の質や実行性を疑問視すべきである。これらのプロトコル違反例であっても，最終解析で除外していなければ試験の質は担保される。

　第二は，割り付けられた薬を飲まなかった被験者は有効になるはずがないので，そういった対象が除かれる例である。しかし，薬を飲まないということには何らかの理由があるはずである。たとえば，副作用が発現した

かもしれないし，期待したほど効果がなかったのかもしれない。もし副作用の起こった対象を解析から除外してしまうと，その薬に忍容性のある人のみの結果となり，最終結論は誤解を招くことだろう。また，副作用を起こす人ではもともと症状が重いこともある。その人たちを除くと群間比較可能性までもが怪しくなる。そこでいちばん良いのは，ランダム割り付けされた対象はすべて解析に含め，最初に割り付けられた群として解析することである。こうした方法のことを「ITT解析 (intention-to-treat analysis)」と呼んでいる。

　第三は，データが欠損しているから除くというものだ。欠損値はすべての試験につきものである。指定日に来院しなかったり，人為的誤りによって欠損する。データが欠損しているからといって，その症例を解析から除外する理由にはならない。なぜなら，欠損となったのは，もしかすると治療に起因しているかもしれないからだ。ランダム化比較試験では全員を最後まで追跡し，全員を解析に含めるというのが原則である。試験中止となった対象については，できる限りの情報を入手して提示すべきである。

― INTERPOL HAS ISSUED WARRANTS FOR 29 SUBJECTS WHO DISAPPEARED FROM A CLINICAL TRIAL.

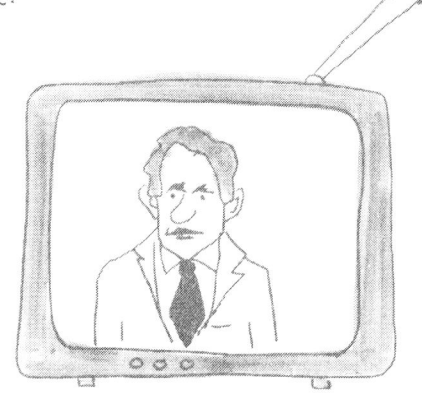

― 臨床試験から消えた29人に対して．国際刑事警察機構は令状を発行しました。

■ 解析除外は結果にどう影響するか？

ART 試験 (Anturane Reinfarction Trial) は，ランダム化比較試験において解析除外が結果へ都合よく働いた衝撃的な一例である[1]。FDA は異例にも New England Journal of Medicine 誌へ投稿し，スポンサーを非難した[5]。ART 試験の目的は，急性心筋梗塞の生存者に対して，抗血小板薬であるスルフィンピラゾン (sulfinpyrazone, Anturane) が 2 年以内の予後を改善するかを検証することであった。1,629 人のランダム割り付けされた患者のうち，71 人を解析除外したことが大問題となった。スポンサー側は，71 人は適格条件を満たさなかったから除外したと主張した。スルフィンピラゾン群では 38 名，プラセボ群では 33 名の除外だったので，一見すると何も問題はなさそうに思われた。ところが，スルフィンピラゾン群では 38 名中 10 名 (26.3%) が死亡していたのに対して，プラセボ群では 33 名中たった 4 名 (12.1%) しか死亡していなかった。解析除外は明らかに主観的であり，試験が終了して死亡例が出たあとにそのことを決めたのだ。解析除外した対象で死亡数の違いがあったため，スルフィンピラゾンが有意に死亡率を減らすという結果になった。

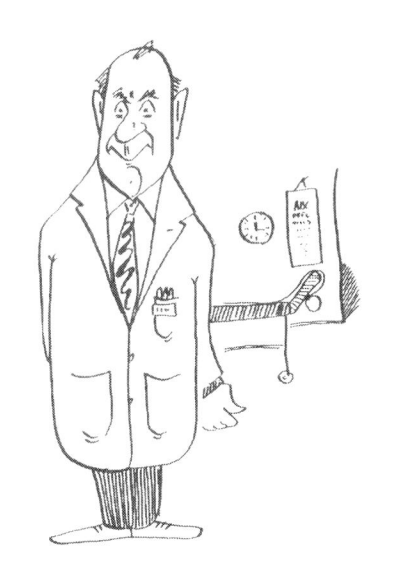

―しまった！ 治療群からイベントをあと一つだけ除外できれば有意になるのだが。

CDP (Coronary Drug Project) は心筋梗塞既往患者における，脂質降下薬とプラセボの総死亡率を比較した試験である。実薬群（クロフィブラート）の5年死亡率は20.0%に対し，プラセボ群では20.9%だった。この種の予防試験では服薬遵守率が重要なので，服薬遵守率に応じてサブグループ解析を行った[2]。クロフィブラート群の中で服薬良好群と不良群とを比較した。服薬良好者で5年死亡率が15.0%，不良者では24.6%と予想通りの結果であった。ここで疑問が生じた。クロフィブラート群では皆きちんと薬を飲んでいたから，有意な結果が得られたのではないか？　プラセボ群で同様の解析をすると，服薬良好者で5年死亡率が15.1%，不良者では28.2%であった。心不全患者においても服薬に関して同じような解析をすると，服薬良好者では不良者に比べ約35%死亡率を減らしていた[3]。ここでも，服薬良好者で優れた効果が見られたのはうなずける。残念なことに，この効果は実薬群・プラセボ群両方にあてはまるものであった。21試験を併合した最近のメタ解析[4]では，プラセボの服薬良好者は不良者に比べて低い死亡率（オッズ比 (OR) = 0.56, 95%信頼区間：0.43 to 0.63）を示し，有害な治療への服薬良好者は不良者よりも死亡率が高かった（OR = 2.90, 95%信頼区間：1.04 to 8.11）。服薬良好というのは健康的習慣の総合的マーカーなのかもしれない。

　治療の有無にかかわらず，服薬良好者と不良者はいろいろな点で異なっている。割り付けられた治療を実際に行わなかったという理由で解析から除外すると，結論にバイアスが入りかねない。ただし，バイアスの程度と方向性についてはよく分かっていない。

　ランダム化比較試験の中には，投与を中止したら追跡も止めるものがある。そうすると，プラセボ対照試験では実薬群で良い成績になりがちである。治療を中止する理由は両群で異なる。実薬群では副作用のため中止となることが多く，対照群では効果不十分のため中止となることが多い。副作用を起こした人は，しばしば高リスクである。その人たちを解析から除くとバイアスが入るだろう。服薬良好者に限って解析する方法を「実施した治療に基づく解析 (analysis by treatment administered)」と呼ぶ。こうした解析

を決して ITT 解析の代わりに用いてはならない。

> **キーポイント**
> - ランダム化で達成する群間均一性は一部の対象を除くことで崩れるかもしれない。
> - ランダム化した対象を解析除外すると結果を歪めるかもしれない。
> - ITT 解析は "実施した治療に基づく (per treatment administered)" 解析よりも優れる。

"愛と咳は隠すことができないのだ"

第17章 ── 実薬対照試験は信用できるか？

　製薬企業が今日まで有用な薬をたくさん開発してきたことについて，私たちはおおいに感謝すべきである．その結果，ほとんどの疾患に対して医師はいろいろな治療を選択できるようになった．特定の疾病管理を根本から変えた'大ヒット(blockbuster)'の薬も多少はあるが，大多数はそうではない．薬物治療のブレークスルーは通常一度限りであり，ほとんどの薬は既存薬に比べて効果や忍容性を少し改善しただけである．特許期間には限りがあるため，わずかの改善であっても，改良への意欲は高まる．'新薬(branded drug)'の特許が切れると'後発品(generic)'となり（訳注：薬の一般名のことをgeneric nameと言い，米国では薬を一般名で処方することから，一般名が同じである後発品のことをジェネリック医薬品あるいは後発品と呼ぶ），簡単な手続きで各社は後発品を販売できる．新薬特許保護が消えるとともに，薬の価格は下がり，同時に製薬企業の利益も下がってしまう．その結果，製薬企業は既存薬とたいした差がなくても，絶え間なく新薬を開発する．今日の多くの新薬はこの類のものである．すでにたくさんの薬が適応を取っているにもかかわらず，新薬の適応を追加をするのは別の部類の挑戦である．このような場合，プラセボの使用は倫理的ではないため，安全かつ有効とされる既存薬の一つと新薬を比較する．
　実薬対照試験(active-control trials)は，計画・実施・解析・解釈上に新たな問題点をもたらした．一般的に言って，実薬対照試験に比べてプラセボ対照試験のほうがより予測性の高いエンドポイントを用いる．すべての実薬対照試験に対しては，「その比較は意味がありかつ公平だったのですか？」という重要な疑問を呈すべきである．

■ 試験のスポンサーは誰であったか？
　統合失調症に対する第二世代の抗精神病薬に関し，すべての実薬対照試験

を審査したところ,42試験のうち33試験は製薬企業がスポンサーであった[8]。非営利でこうした試験を行う動機はないので,それ自体驚くことではないが,90%の試験でスポンサー企業の製品が優れるという結果をみて不安になった。オランザピン (olanzapine, Zyprexa) とリスペリドン (risperidone, Rispendal) の直接比較をした9試験のうち,オランザピンの企業がスポンサーであった試験ではすべてオランザピンが優れ,リスペリドンの企業がスポンサーであった4試験では3試験でリスペリドンが優れていたのだ。どちらも自社の製品の有用性が証明しやすいように,逆に言うならば,対照群の有用性を過小評価するように計画されたように思われる。

臨床上・倫理上・科学的理由から,実薬対照試験は新薬と現存する「最適」治療とを比較すべきである。患者が標準以下の治療を受けるようなことは,決してあってはならない[18]。また,対照薬を選ぶときに市場のことを優先的に考えるべきではない。私たちは,現存する治療よりも新規治療は臨床的に有用なのか。また,どんな有用性があるかを知りたいのだ。商業ベースの実薬対照試験の結果を評価するときは常に注意してかかり,以下に示す6項目の疑問を検討するのがよい。

■ 実薬対照の選択は中立的になされたか?

降圧薬の評価において最適な対照薬は低用量の利尿薬である。それは高血圧の血管系合併症を減らし,正しく使えばたいへん安全で,何しろ低価格である[14]。このジェネリック利尿薬に対して優越性あるいは同等性を立証することは困難なため,新規の降圧薬や既存薬と同類の新薬(いわゆる'ゾロ品 (me-too)')の製造会社は,自社の薬が有利になるように工夫することになる[15]。LIFE[2] や ASCOT[3] では,ロサルタン (losartan, Cozaar) やアムロジピン (amlodipine, Norvasc) をアテノロール1日1回投与に対して比較した。アテノロールはサイアザイド系利尿薬より明らかに劣るし[14],高血圧に対しても[1,12],心臓梗塞後の二次予防に対しても[6],アテノロールは最も効果が劣るとされるβ遮断薬なのである。

アテノロール1日1回投与では,24時間にわたる十分な血圧コントロー

ルは不可能だろう．LIFE や ASCOT はロサルタンやアムロジピンが優れるという結果をもたらしたが，高血圧患者の最適治療という点では何の情報も得られなかった[15]．

■ **対照薬の用量は適切であったか？**

プロトンポンプ阻害薬オメプラゾール (omeprazole, Losec) の特許が切れようとしているので，製薬企業はラセミ型オメプラゾールより少し強力な異性体であるエソメプラゾール (esomeprazole, Nexium) を導入した．オメプラゾールの承認推奨用量は 1 日 20 mg である．エソメプラゾールの同等量は 1 日 10 〜 20 mg と推定された．十二指腸潰瘍の実薬対照試験では，"2 倍量 (double doses)" のエソメプラゾール 20 mg と 40 mg を，オメプラゾール 20 mg に対して比較した．予想どおりエソメプラゾールが優越な結果を示したが，"治癒率 (healing rates)" でみると僅差であった[4,11]．僅差にもかかわらず販売キャンペーンを派手に行ったが，より中立的な研究であるなら，これら 2 剤の同じ効力量どうしを比較したことであろう．

関節炎治療に対する非ステロイド性抗炎症薬 (NSAIDs) を評価した 56 の試験を調べると，対照群と比べて，スポンサー企業の薬のほうが優れるか (29％)，同等 (71％) であった[16]．実は，56 試験の約半分でスポンサー企業の用量が対照群の用量よりも高かったのである．

- TOO BAD, OUR NEW DRUG ONLY OFFERS LIMITED ADVANTAGES.
- NO PROBLEM, SKILLFUL MARKETING WILL MAKE IT A BLOCKBUSTER.

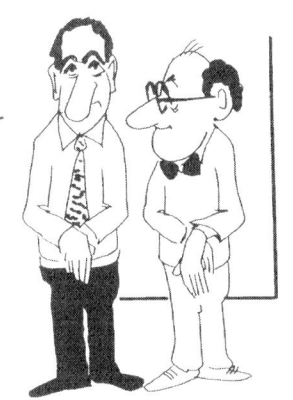

― 最悪．我々の新薬には大した優位性はないね．
― 心配いらないよ．慣れたマーケッティングの連中が大型品にしてくれるから．

## ■ 対照薬では承認済みの剤形を用いていたか？

　癌患者に対する新規の抗真菌薬フルコナゾール (fluconazole, Diflucan) とアムホテリシン B (amphotericin B) を比較した試験のメタ解析で問題が生じた[9]。取り上げた試験のうち三つの試験 (患者数の 43％) にナイスタチン (nystatin) 治療群が含まれていた。癌の合併症である白血球減少症の患者では，ナイスタチンは全身性の抗真菌薬よりも劣ることが知られている。アムホテリシン B の結果とナイスタチンの結果が併合されたため，フルコナゾールに優利となってしまった。著者もスポンサー企業も治療薬別に結果を提示しようとしなかった。さらに，吸収の悪いアムホテリシン B の経口剤が 79％ も使われていた。実は，経口投与は口腔の真菌症の治療でしか承認されていない (訳注：日本ではファンギゾン®シロップが口腔内カンジダほか消化管カンジダで使用できる)。全身性の感染症の場合，アムホテリシン B は静注で投与するのが常識なのである。

　同じ企業によるボリコナゾール (voriconazole, Vfend) の試験では，アムホテリシン B 群の副作用を減らすための事前投与をしなかったし，腎毒性を減らすための補液・電解質投与などもしていなかった[10]。このため，平均治療期間はアムホテリシン B 群ではわずか 10 日なのに対して，ボリコナゾール群では 77 日もあった。

　徐放性製剤は速効性製剤より少ない頻度で投与できる。もし新規の徐放性製剤を検証したいなら，対照群にも徐放性製剤を使うのが当然である。残念なことに，企業は自社がコントロールできない試験に対して，自社の薬を競合メーカーへ提供したがらないことがある。そこでやむなく，COMET 試験[13]では心不全患者を対象とし，β遮断薬カルベジロール (carvedilol) の徐放性製剤と速効性のメトプロロールを比較した。もちろん，この剤形ではメトプロロールは適応を取得していないし，用量も非常に低かった。結果は予想通り，カルベジロールのほうが生存率で優越性を示した。でも疑問が残る。メトプロロールは低用量だったからではないか，短時間作用型の製剤のためではなかったか，その両方が影響していなかったかと疑ってしまう。

■ アウトカム評価は適切であったか？

　長期作用続型と短期作用型の薬を比較するのもむずかしい。チモロール(timolol)点眼剤は，緑内障の標準的治療薬である。眼圧の最大低下は1～2時間後に起こり，すぐに元に戻る。そこで，1日何回も点眼する必要がある。一方，プロスタグランジン誘導体であるラタノプロスト(latanoprost)は，8～12時間後に最大眼圧低下となる。両薬を公平に比較しようとするなら，1日の中で何時点か眼圧測定すべきである。ある研究では，眼圧測定が新薬に好都合な時点で行われた[17]。チモロールの当初予定していた朝の点眼時刻を，8時から9時へ変更していたのだ。9時というのは眼圧測定時刻である。前日の晩に投与したチモロールによる眼圧低下は，翌日朝9時の眼圧測定時までに消えてしまっていた。

　血栓予防のためのワルファリン(warfarin, Coumadine)投与の効果が出るには5日かかる。新規の抗凝固薬キシメラガトラン(ximelagatran, Exanta)は数時間で治療濃度域へ達する。人工膝関節置換術を受けようとする患者を対象に，2剤の短期比較試験が計画された。一次の複合エンドポイントは，7～12日の間に起こった死亡あるいは血栓塞栓イベントであった[7]。結果として新薬のほうが複合エンドポイント発生率は低かった。また，イベントの多くは無症状の遠位血栓であった。FDAはこの試験は公平でないとして承認しなかったのだ。ワルファリンはそもそも，こうした短期使用では承認されていなかったからである。

■ 治療効果をどのようにして評価したか？

　2種類の実薬介入を比較する試験において，イベント発生率が低いときは，新薬が対照薬より優れることを検証するのに十分な統計的検出力を確保するのはむずかしい。そこで，実薬対照試験では複合エンドポイント(第18章参照)をしばしば用いる。全体でのイベント発生率を上げるために，死亡や主要な合併症だけでなく，もう少し軽い入院回数・症状発現などを複合させる。軽めの事象は起こりやすいので，それが複合エンドポイントへ大きく影響する。新薬が対照薬に対して複合エンドポイントで差をつけ

たいもう一つの方法としては，新薬に優利ではないイベントを除いておけばよい．

血管系合併症の最たるものに心不全がある．心不全はカルシウム拮抗薬やグリタゾン系薬で引き起こされることが知られるが，これらの薬剤の入った試験ではそのことがしばしば過小評価される．2 型糖尿病でのピオグリタゾンのプラセボ比較試験である PROactive 試験では，一次・二次の血管系複合エンドポイントではピオグリタゾンで良い結果が報告されたものの，心不全による入院では悪い結果であり，両方を勘案すると大差なかった[5]．

### ■ スポンサー・バイアスにどう対処したらよいか？

実薬対照試験に対する明確な科学的・規制上のガイドラインがないため，「スポンサー・バイアス (sponsor bias)」の問題が放置されている．試験の計画・実施・解析・報告においては，独立性が保証されなければならない．私たちの提案は次のとおりである．スポンサー企業は試験プロトコルを公開し，臨床試験登録システムに載せる．規制当局および被験者を保護する施設内審査委員会 (IRB) は，不公平な比較を伴うプロトコルを受理すべきではない．医学雑誌もこの点をもっと意識し，デザインにバイアスのある試験は載せるべきではない．残念なことに今までその必要性と価値は注目されてこなかったのだ．

― THE UNEXPECTED RESULTS WERE FAVORABLE TO THE TRIAL SPONSOR.
― WHAT A COINCIDENCE !

― 予期していなかったが，スポンサーにとっては好都合な結果だった．
― ほんとに偶然だね！

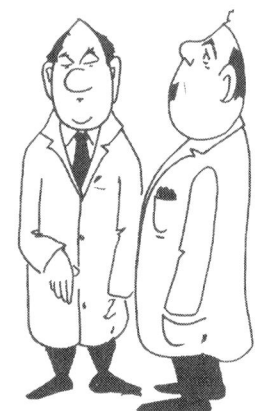

## 第 17 章 ● 実薬対照試験は信用できるか？

> **キーポイント**

- 比較試験の結果は有益な情報となるので，比較は公平に行われないといけない。
- 企業スポンサー試験では，ほとんどスポンサー側の薬が優れるという結果であった。
- 実薬対照試験を評価するときには公平性を担保することが大切である。
- 実薬対照試験に対して強力な科学的・規制上のガイドラインが必要だ。

"あらゆる商売には秘訣がある"

# 第18章 ── 複合エンドポイントは有用か？

　ここ10年の間に，複合エンドポイント（composite outcomes，訳注：複合アウトカムや複合評価項目はあまり使わないので，こう訳した）を治療効果判定に用いる臨床試験が増えてきた。治療には複数の作用（良い方も悪い方も含め）があるので，それももっともなようにみえる。一次評価項目を一つにしようとすると，全体としての治療効果を反映しないかもしれない。大規模で長期にわたるイベントをみる試験では費用がかかるため，複合エンドポイント試験を推し進める結果となった。複数のイベント率を足し合わせることにより症例数は減らせるし，治療期間も短縮できる。より小さな相対治療差を見出せるし，統計的検出力も高くなるだろう。これは複合エンドポイントの良い点だが，一方悪い点もある。

### ■ 複合エンドポイントの臨床的妥当性とは何か？

　死因別死亡・非致死性心筋梗塞・脳卒中のように，同じような重みのイベントを複合するのは問題ない。また，これらのイベントは診断基準も定まっており検証済みである。問題が生じるのは，重みの異なるイベントを複合しようとする場合だ。自己申告による狭心症・血管形成術・入院を，主要な心血管イベントに加えるのは問題だ。患者が入院して高額な治療を受けたか否かは疾病重症度のマーカーにはなるだろうが，その患者が健康保険に加入しているか否かにも影響を受ける。

　主観的で軽症のイベントが複合エンドポイントに含まれると，客観的で重症のイベントよりも治療が有効との結果になりがちである。MIRACL試験では3,000人以上の不安定狭心症・非Q波急性心筋梗塞の患者が，脂質低下薬アトルバスタチン80 mg群かプラセボ群へランダムに割り付けられ，16週間追跡された[5]。総死亡・非致死性心筋梗塞・心停止・心筋虚血症状の再発による入院を複合エンドポイントとしたとき，スタチン群のほうがリ

スクは低く，p 値は有意水準の境界域にあった (p = 0.048)。よく見てみると，実薬群とプラセボ群の差は狭心症による入院で 26％の低下 (p = 0.02) が影響しており，全イベントの 45％を占めていた。ハードエンドポイントに関する群間差は小さく，統計的有意差もなかった。12 のスタチン試験の最近のメタ解析[1] (n = 13,024) によると，急性冠症候群で 2 週間以内にスタチンを開始しても，4 か月以内の死亡・再梗塞・脳卒中を減らさないことが分かった。

統計的に有意な複合エンドポイントの結果を見たら，次のことを常に考えるべきだ。第一に複合エンドポイントの各構成要素はなぜ選ばれたか，第二に各構成要素の結果全体への寄与はどのくらいなのか。複合エンドポイントの構成要素は，臨床的に意味のあるものでなければならない。理想を言えば，最も重要な構成要素で統計的有意性を示すべきであり，もしくは強固で一貫した傾向を示すべきである。

### ■ 構成要素ごとに効果が異なっていたらどう解釈するか？

複合エンドポイントに統計的有意差がなかった場合で，それを構成する四つの要素のうち三つに有意差がなく，残る一つだけが p 値 5％未満であったとしたら，どう考えればよいか？ 四つの構成要素それぞれについて，(多重解析に対する有意水準の調整を含む) 二次解析を事前に定めていなければ (第 22 章参照)，その結果は確定的とは言えないはずである。

LIFE 試験[2] では，心血管死・脳卒中・急性心筋梗塞という複合エンドポイントの抑制に対して，アンジオテンシン受容体拮抗薬 (ARB) ロサルタン (losartan, Cozaar) が β 遮断薬アテノロール (atenolol, Tenormin) よりも優れていた (第 17 章にアテノロールに関する議論がある)。複合エンドポイントでは 13％のリスク低下 (p = 0.02) にすぎなかったが，脳卒中は 25％も抑制していた (p < 0.001)。実は心血管死や心筋梗塞には有意な抑制はなく，心筋梗塞はロサルタン群でむしろ増えていた。この結果をどう解釈すべきか。ロサルタンは規制すべきか，それとも促進すべきだろうか？ ロサルタンは心血管死・脳卒中・心筋梗塞の複合リスクを低下させた (心筋

梗塞だけは逆だが）と結論してもよいだろうか？　中立的な結論は次のようになるだろう．アテノロールと比較して，ロサルタンは脳卒中のリスクを低下させた．しかしながら，これを言うにも，多重比較の調整後に統計的有意差が得られていることが前提である．これこそが，米国 FDA が LIFE の結果に与えた解釈であった．

### ■ 個々のエンドポイントの解析で有意水準を調整すべきなのはなぜか？

この疑問は第 22 章でもっと詳しく取り上げる．簡単に言うと，それは偶然ゆえの言い過ぎを防ぐためである．保守的な方法なら，名目有意水準の 0.05 を比較の回数（あるいは構成要素の個数）で割った値に調整する．五つの構成要素からなる複合エンドポイントなら，群間比較をするとき p＜0.01（訳注：0.05÷5 = 0.01）で有意と判定する．残念なことに，複合エンドポイントの公表論文でこのような多重比較の調整をしているケースは珍しい．雑誌の編集者はこの問題についてもっと気を使うべきである．

— PATIENTS TAKING THE NEW DRUG HAD FEWER HANGNAILS. UNFORTUNATELY MORE OF THEM DIED!

— 新薬を使った患者にはささくれが少なかった．
だけど，残念なことに死亡率は新薬群で高かったのだ．

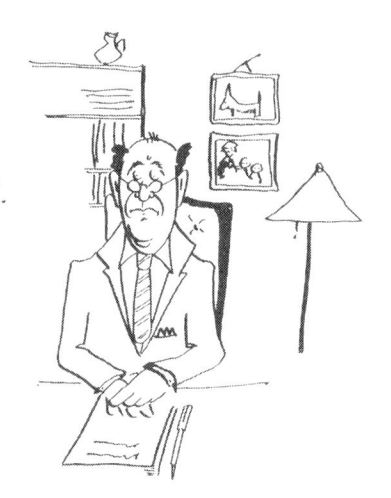

### ■ 最終的な便益は決められるか？

第 2 章では，治療の決定に便益と害（benefit-to-harm）のバランスを考え

ることが大切だと述べた。治療による良い効果と悪い影響は異なる情報源に依ることが多い。複合エンドポイントを使うと，いろいろな治療効果をバランスさせるという利点がある。

　2型糖尿病における血糖コントロールが，主要な心血管イベントを抑制するという確定的な報告はなかった。プラセボ対照のPROactive試験では，ピオグリタゾン (pioglitazone, Actos) の心血管イベントへの効果を調べようとした[3]。複合一次エンドポイントには，死亡・非致死性心筋梗塞・脳卒中・急性冠症候群・血管再建術・下肢切断が含まれていた。注目すべきは，うっ血性心不全が含まれていなかったことである。特にインスリンと併用したとき，心不全はグリタゾン系薬の副作用として既知であったからである。PROactive は，一次エンドポイントに関して統計的に有意なリスク低下を示さなかったが，強固で良好な傾向 (RR 0.90, 95% CI 0.80 to 1.02) は得られた。そして，二次的な複合エンドポイント (死亡・非致死性心筋梗塞・脳卒中) は統計的有意であった (RR 0.84, 95% CI 0.72 to 0.98)。一次エンドポイントに関してイベント数の減少は58例であり，二次エンドポイントに関しては57例であった。論文の著者は，ピオグリタゾンは2型糖尿病患者に対して心血管系の予後を改善すると結論した。しかしながら，この主論文[3]において，スタチンやβ遮断薬で治療中の糖尿病患者には便益がなさそうだと言及していなかった。また，PROactive では，うっ血性心不全例がプラセボ群よりピオグリタゾン群のほうで相当多かった (それぞれ，198例対281例)。入院に至る重症心不全では，ピオグリタゾン群のほうが56例も多かったのだ。このように，事前に定めた一次エンドポイントにうっ血性心不全の情報を加えると，ピオグリタゾンの心血管系への便益は帳消しとなり，研究者が主張した結論も受け入れられない。この例は，介入による最終的な心血管系への便益の評価を誤る危険性を示している。

### ■ 調査結果ではどうだったか？

　Freemantle ら[4]は一流医学雑誌9誌を1997〜2001年にかけて調査し，一次エンドポイントが複合エンドポイントであった167のランダム化比較

試験を探し当てた．全部で約 30 万人の患者が登録されていた．総死亡はすべての試験に含まれていた．63 試験 (38％) において複合エンドポイントか総死亡のいずれかが統計的に非有意であった．60 試験 (36％) では複合エンドポイントだけが有意であり，総死亡は有意ではなかった．両者とも統計的に有意になっていたのは 19 試験 (11％) だけであった．面白いことに 6 試験 (4％) では総死亡は有意であったが，複合エンドポイントは有意ではなかった．主観的要素の入るエンドポイントでは，何と有意差を見たのが 2 倍以上 (オッズ比 OR = 2.2) にも達していたのだ．

### ■ 副作用は併合できるか？

　もちろん可能ではあるが，副作用を併合することはめったにない．技術的には同じことなのだが，副作用はそれぞれで臨床的意味は異なるし，多重検定の問題もある．理想を言うと，「好ましくない (unfavorable)」薬効すべての重みづけ総和と，「好ましい (favorable)」薬効すべての重みづけ総和とを比較すべきである．良し悪しを重みづけ評価する方法は確立していないので，その決定は臨床医にゆだねられるが，臨床医は十分な情報も決定方法も持ち合わせていない．

### キーポイント

- 複合エンドポイントでは，その構成要素の貢献度をいつも考えなさい．
- "良いとこ取り (cherry-picked)" の複合エンドポイントには注意しなさい．
- 安全性に関する複合的指標のないことは注目に値する．

"物の価値はそれが何をもたらすかで決まる"

## 第19章 ── バイオマーカーの変化で臨床効果を予測できるか?

　バイオマーカーや代用マーカー (surrogate markers) の薬効評価における限界については第13章で述べた。本章ではこうしたマーカーの有用性の議論をさらに進める。特に,バイオマーカーを用いた治療の患者への影響や,先発品の結果を同効の後発"ゾロ品 (me-too)"へ外挿してよいかについて考える。

### ■ 代用マーカーで個人への効果を予測できるか?

　高脂血症の患者は脂質低下薬によって,高血圧の患者は降圧薬によって恩恵をこうむると考えられている。しかしながら,最近の報告でこの仮説が崩れようとしている。

　HPS試験[1]は20,500人を5年間にわたり追跡し,シンバスタチン (simvastatin, Zocor) とプラセボを比較検討した。血管系疾患の有無は問わず,また血清脂質値の正常・異常も含めて公平に対象が選ばれた。サブグループ解析結果から,脂質が正常で血管系疾患のない人にも(スタチンにこの適応はない)そうでない人と同様の相対リスク減少効果があった。この結果を見て次のような疑問を抱いた。総コレステロールやLDLコレステロールが高いということは,脂質低下療法(スタチン)を開始する指標としてもよいか? 治療ガイドラインや治療の選択はこれらの数値だけで決めてよいものか? 薬剤にはいろいろな作用機序があるというのは自明だ。どの作用機序をもって承認し,治療をするかはかなりの難題である。

　VA-HIT試験は,2,500人以上の冠動脈疾患患者を対象とした長期のプラセボ対照試験で,HDLコレステロールの上昇が再発を抑制するかどうかを検証するために計画された。研究者たちは多変量解析という手法を用いて,冠動脈イベント低下のうち何%がHDLコレステロールの上昇という作用機序によるものかを計算した[5]。驚くことに,HDLコレステロール

の寄与はほんの23%にすぎなかった。結果が良好だった人の3/4は，別の作用機序が起因していたのである。したがって，薬には複数の作用があることに注意しなければならない。（特定の代用マーカーに基づく）期待される一つの作用が，臨床効果に大きく貢献するとは限らない。

降圧治療でも同じようなことが当てはまる。PROGRESS試験[3]において脳卒中の既往がある正常血圧患者では，高血圧患者と同程度の効果が見られた。そこで疑問が生じた。それではどういった人に降圧治療を開始し，またいつから始めるべきなのだろうか？

### ■ 降圧治療による臨床効果はあるのか？

血圧低下は最もよく知られる代用マーカーの一つである。高血圧になると，脳卒中・急性心筋梗塞・心不全のリスクが増加することはほぼ確実である。多数の降圧薬に関する臨床試験で，降圧による血管系合併症リスク低下は立証された。しかしながら，治療の「全(entire)」効果は降圧により達成されたと結論づけてよいのだろうか？ 降圧薬には降圧とは関係ない作用があるのか？ 実は，後者が正しいというデータがたくさん出ている。したがって，どの降圧薬を選択するかが今後重要になることだろう。

多数の研究によると，脳卒中の発症を抑制する効果の大部分は血圧降下に起因するとされる。したがって，脳卒中の予防については薬剤の選択はあまり重要ではないかもしれない。しかしながら，他の血管イベントでは薬剤の選択が大切である。ALLHAT試験[7]では，α遮断薬のドキサゾシン(doxazosin, Cardura)が利尿薬と同程度の降圧効果を示したが，心不全リスクは2倍も高かった。カルシウム拮抗薬アムロジピン(amlodipine, Norvasc)も利尿薬と同様の降圧効果であったが，心不全リスクは40%も高かった。このことから薬にはいくつもの作用機序があり，一つの代用マーカーだけ見ていると誤ってしまう。降圧以外の作用についてはまだあまりよく分かっていないが，降圧そのものによる利益を増加させることもあるだろうし，減弱させる可能性もある。

# 第 19 章 ● バイオマーカーの変化で臨床効果を予測できるか？

## ■ 代用マーカーの変化を同効品へ外挿すべきか？

　ある代用マーカーが好ましい変化を示しても，それによってすぐ承認し，広く使用するには不十分であることがある．臨床医や規制当局は，イベントが低下したことを示すデータを見たがる．シンバスタチン (simvastatin, Zocor) が総コレステロールと LDL コレステロールの両方を低下させたとき，FDA はその薬剤を承認はしたものの，イベントを評価する試験をするよう求めた．その最初の大規模試験が 4S [6] であり，シンバスタチンは冠動脈疾患で総死亡を著しく低下させた．これを受けて本薬の使用は広がったのだ．最初の薬剤を承認するとき，その基準を最も厳しくするのは当然である．次に登場する同効品，いわゆる"ゾロ品 (me-too)"でも同じ基準を当てはめるべきか？　それとも，総コレステロールと LDL コレステロールに同様の低下が見られたら良しとすべきか？　前者についての答えは"はい (Yes)"であり，後者については"いいえ (No)"というのが経験則なのである．

― YOU HAVE MANY POSITIVE BIOLOGIC MARKERS.
― DOC, YOU ARE VERY KIND.

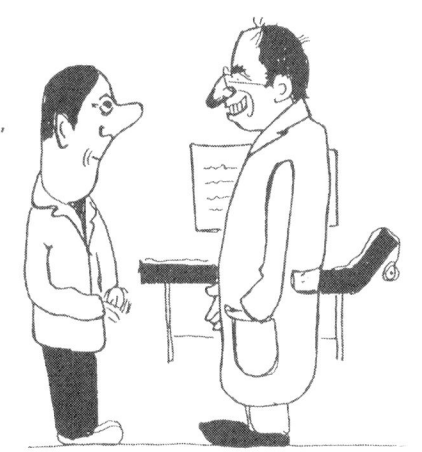

　― あなたは陽性のバイオマーカーが多いですね．
　― 先生，おほめいただいてどうも．

　セリバスタチン (cerivastatin, Baycol) は強力な脂質低下薬として導入され，"別のスタチン (another statin)"として販売促進された．大方は他のスタチンと同じイベント抑制効果があり，安全性も同様で切替え可能だと信じて

いた。他のスタチンよりも価格を下げることにより，セリバスタチンの製造会社はある程度のシェアを勝ちとった。しかしながら，セリバスタチンには脂質低下以外の有害な作用があることを正しく報告していなかった[4]。セリバスタチンは他のスタチンよりも横紋筋融解のリスクが高かったのだ。特にゲムフィブロジル (gemfibrozil, Lopid) と併用したときに，そのリスクは著しかった[2]。この結果，本剤はマーケットから永久に消えてしまった。この逸話も別の戒めである。すなわち，薬にはいくつもの作用があり，一つの作用が同じだからといって全く同じではない。同効品であっても承認前の審査は厳しくすべきなのである。全体としての有効性・安全性は，代用マーカーを調べるだけでは決して明らかにならないのだ。

>[!NOTE] キーポイント
> - 薬の効果や副作用を予測するのにバイオマーカーは不完全なものだ。
> - 代用マーカーで有効性が示せたとしても，同効品の真の有効性を保証するものではない。

> *"王様が来るまでは，代理人でも*
> *王様のように光り輝いているものだ"*
> (W. シェークスピアの "ベニスの商人")

## 第20章 著者はどれくらい信用できるか?

　研究の究極ゴールとは,未解決な問題に解答を出すことである。研究成果は方向性・程度ともに予測不能であることを理解し,多くの研究者がこのゴールを等しく目指す。残念なことには,試験結果には不確実性がつきものなので,経済的理由であれ科学的理由であれ,既得権や個人的利得をもつ人と衝突することがある。著者というものは,その試験が企業スポンサーで計画・実施されたものであっても,出版した論文には絶対的責任を持たねばならない。

　バイアスを生む一つの大きな要因は,何を報告するかについてすべてを管理しようとする論文著者にある。著者によっては,良い結果は過剰に解釈し,悪い結果は軽視して公表したくなるだろう。研究成果を少しでも良さそうに見せかける (positive spin) と,何らかのメリットがある。著明な雑誌に論文が載り,名声が上がり,講演依頼が来て,昇進するかもしれない。また,スポンサー企業から研究費をもっともらえるようになるかもしれない。

　こうした利益相反 (conflicts of interest: COI) については,医学雑誌編集者の間ではよく認識されており,また,それへの対応も行ってきた。開示するのは簡単だが,試験結果を良い方へねじ曲げること (favorable spinning) については排除できない。

### ■ 雑誌は何をすればよいか?

　1984年に「New England Journal of Medicine (NEJMと略す) 誌は初めて,原著論文の著者に利益相反を開示させるようにした。この要件は後に論説 (editorials) 著者にまで及んだ。初めのうちは,この方針の強制力は弱かった。「NEJM」誌でさえ,18報の総説論文ではこれに従っていなかった[1]。

　しかしながら,このルールはだんだん厳格になっていった。今や共著者へも適用されるようになり,査読者も含まれるまでに広がった。利益相反

の開示は，いまでは国立衛生研究所(NIH)の研究費の決定や，FDA諮問委員会の委員選定にも適用されている。開示するそのことが研究の信ぴょう性に影響すると言われている[3]。第一に，利益相反が開示されると"バランス(balance)"に気を付けなくてもよいと思いがちになるだろう(いわゆる"モラル・ライセンシング"。訳注：心理現象の一つであり，人は良いことをすると自分を甘やかしがちになること)。第二に，自分の利益相反を開示することで，他人は自分の考え方や結論を割り引いてくれると思うだろう。このことを考え，逆にバイアスのかかった(いわゆる"より進んだ誇張(proactive exaggeration)")立場を取る著者もいるだろう。British Medical Journal誌の300人の読者アンケートの結果は，確信できるものであった。著者が医師の場合と比較して，(虚偽の)製薬企業の従業員であった場合，"痛みの研究(pain study)"データへの興味・重要性・妥当性・信用性は，より低下してしまった[5]。

## ■ 資金関係は結果報告に影響するか？

受動喫煙のリスクに関する各総説論文の結論は相違のあるものであった。BarresとBero[2]は106報の総説論文を分析したところ，39報(37%)では健康問題について記載していなかった。驚くことに，その3/4はタバコ産業と関係の深い人たちの論文であった。そこで，受動喫煙の危険性はないと報告する統計的有意な因子として，タバコ産業と関係していた研究者という因子があがったのだ。

それと同じ年に，Stalfoxら[10]は，カルシウム拮抗薬の心血管系への安全性を扱った論文著者についての調査結果を報告した。彼らは，論文結果から肯定的・中立的・批判的に分類した。論文著者は，該当薬の販売企業との関係について質問を受けた。その結果，資金的結びつきの割合は，肯定的な人で96%，中立的な人で66%，批判的な人で37%であった。医療従事者は資金的な相反を避けるために，もっと厳しいルールを作るべきとの結論であった。

― A MOTHER IS A PERFECT EXPERT ON HER CHILD, BUT MAY NOT BE THE MOST OBJECTIVE.

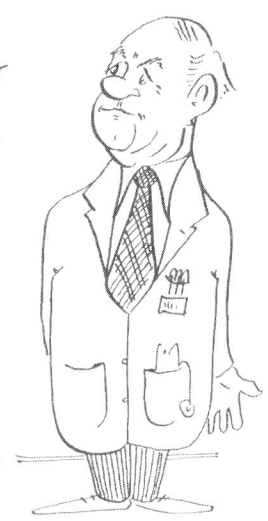

― 母親というのは自分の子どもに対して完璧な専門家だが，最も客観的とは言えないのかもしれない．

## ■ 企業が行った試験が良い結果になりがちという証拠とは何か？

　一流医学雑誌に載った多くの論文は同じ結論であった．すなわち，スポンサーと試験結果には相関があった．ある一つのレポート[4]は次のように結論した．NPOスポンサーの研究では均衡が保たれていた．新薬が優れるとしたのは53％，標準薬が優れるとしたのは47％であった（p = 0.61）．一方，企業スポンサーの研究では，スポンサーの新薬が優れるとしたのが74％，標準薬が優れるとしたのは26％であった（p = 0.004）．別の研究[7]でも，企業スポンサーの試験では新薬が有意に優れると結論しがちであった．財源と臨床試験・メタ解析の結果との関係をみたシステマティック・レビュー[8]では，全体でのオッズ比は 4.05（95％ CI: 2.98 to 5.51）と報告された．すなわち，企業スポンサーの試験のほうがそうでない試験に比べて，4倍も都合の良い結果を得ていたのである．

　第二世代の抗精神病薬の試験では，33試験のうち90％でスポンサー企業の新薬が優れていた[6]．同じ2剤が比較された試験が33試験中9試験あった．そのうち5試験は一方の企業がスポンサーをした試験であり，残る4

試験はもう一方の企業がスポンサーをした試験であった。これらの9試験のうち8試験では、スポンサー企業の薬が優れるという結果であった。こんなことは偶然では起こりえないはず！

　さらに最近のレポート[9]でも同じことを確認した。自社の薬剤が優れるという結果を得たのは、その薬剤の開発企業がスポンサーした試験では66％、NPOがスポンサーした試験では40％であった。心血管デバイスの試験でも何と82％対50％であった。また、代用エンドポイントを使った試験のほうが臨床的エンドポイントを使った試験よりも、その傾向が強かったことは言うまでもない。

―WHEN REVIEWING A MANUSCRIPT, I ALWAYS ASK THREE QUESTIONS:
WHO WROTE IT?
FOR WHOM?
WHO BENEFITED THE MOST?

―私は論文を査読するとき、いつも三つのことを自問する。
誰が著者か？
誰のために書かれたか？
誰が最も恩恵を受けるか？

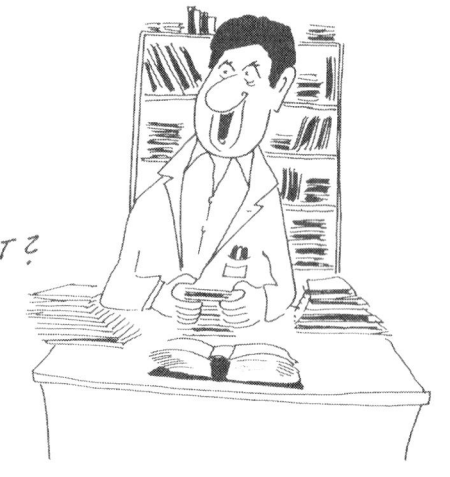

### ■ 利益相反はどのようにして隠されるか？

　企業と強く関係していても、非常勤ということで公開しない著者もいる。同様に大学等にポストを有する企業人が主要財源を見逃してしまうこともあるだろう。スポンサーについて記載のないとき、特に、新薬の主要な試験のときは一種の警告と思うべきである。言うまでもなく、企業に関連する研究者や従業員の大多数の人は、高い独立性を持ち信用できるのだが。

第 20 章 ● 著者はどれくらい信用できるか？

キーポイント

- スポンサー企業に満足してもらえるよう，結果をねじ曲げようとする誘惑のあることに注意しなさい。
- 企業スポンサー試験はそうでない試験に比べて，スポンサーに都合の良い結果を報告しがちである。
- 医学雑誌は誤った試験結果を載せないよう努力している。

*" 誠実であることこそが最良なのだ "*
〜正直が一番。

## 第21章 ── 一流の雑誌に載れば質は保証されるか？

　権威ある医学雑誌に論文が掲載されたとしても，必ずしも科学的に信用できるとは限らない。最近の調査[1,2,4]によると，多くの論文は方法論上の高い基準を満たしておらず，しばしば結論を誤っている。そこで，読者は論文を批判的に評価しなければならない。

　査読つき医学雑誌に掲載された論文は，事前に厳しい質のチェックを受けたと思われる。投稿論文の精査は，分野ごとに優れた専門家による査読に頼っているのが現実である。しかしながら，こうした査読をしてもいつも質が保証されるわけではない。査読者はしっかりと正しい評価を下そうとするが，時間的制約などのため表面的な査読になることもある。さらに，外部査読の制度を実施していない雑誌もまだあることを知っておくべきである。

　「New England Journal of Medicine」の前編集者[6]は，論文の質を保証する役割について次のように語っている。"出版すべき論文を選ぶ際に，確実に正しいもののみを出版しているとは言えない。今や溢れるほどたくさん

— WE JUST HAVE TO GET INTO THE NEW ENGLAND JOURNAL OR PEOPLE WON'T BELIEVE OUR RESULTS.

— とにかく New England Journal of Medicine 誌に掲載されないといけないよ。そうでないと，誰も私たちの結果を信じてくれないからね。

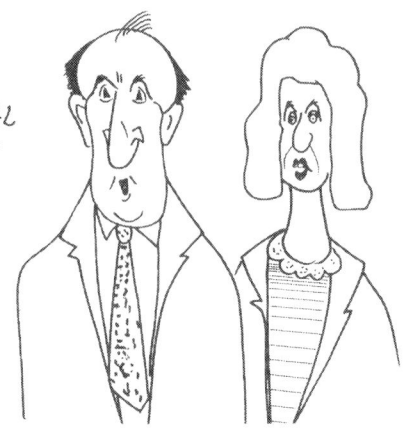

ある原稿の中から注目すべきものを選定しないといけないため，査読システムを簡素化せざるをえない。こうした評価システムと保証とは同義でないことを理解してほしい。"

### ■ 出版された論文はどれくらい代表性があるか？

雑誌に掲載されるかどうかを左右するのは，試験の結果だけでなく試験の特徴にも関係する。最も名声の高い医学雑誌でさえ，購読者や広告主に依存している。"市場性（marketability）" が出版を決める強力な要因となったりする。すなわち，最新の科学的論争を扱うだけでなく，流行に沿ったものが掲載されやすい。ポジティブな結果（「新規・未確認治療法」の「標準・プラセボ治療」に対する優越性）のほうが，ネガティブなものよりも受理されやすいことも周知のとおりである。このような出版バイアスが問題となる[7]。読者は結果を見て一方向の見方へ誘導されがちである。特定の治療を正しく評価するには，全体的にエビデンスを捉えることが重要である。

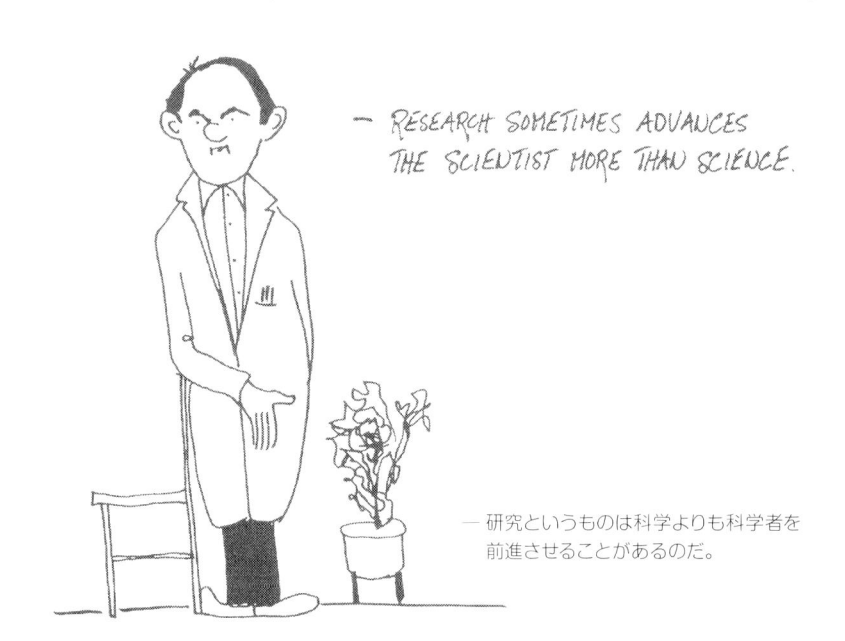

― RESEARCH SOMETIMES ADVANCES THE SCIENTIST MORE THAN SCIENCE.

― 研究というものは科学よりも科学者を前進させることがあるのだ。

都合の悪い結果も，都合の良い結果と同じくらい臨床的には重要であろう。同じ治療に関する試験がいくつか実施されたら，結果はいろいろ違っていて当然である。一方の結果だけが"掲載されがち（more press）"であると，真の治療効果は不明のままになる。

　スウェーデンの規制当局の研究グループは，選択的セロトニン再取り込み阻害薬（SSRI）に関する 42 個のプラセボ比較試験を調査した[3]。半分の試験において，少なくとも 2 論文ずつ出版されていた。3 試験では何と 5 論文も出版されていたのだ。有意であった試験ほど複数回出版される傾向が見られた（訳注：こうした事実を重複出版と言う）。ほとんどの試験は ITT 解析（割り付けられた全例に基づく解析）を無視し，per-protocol 解析（プロトコル遵守例に基づく解析）を好んで用いていた。出版バイアスは第 5 章で取り上げたが，それはメタ解析を行う研究者の最大関心事である。

### ■ 試験実施国による問題はあるか？

　一般化可能性と質という二つの問題を考える。O'Shea と Califf [5] は，大規模国際多施設共同試験の結果を考察した。患者背景・臨床手技・イベント発現率に関して，国ごとにかなり違いがみられた。危険因子で調整しても国ごとの違いはいくつかの試験で残った。患者に対する医療水準の違いも予想された。そこで，医療制度が異なる国における試験結果には注意すべきである。多国間試験を吟味するときには，国や地域による違いに注意を払うべきである。

　Vicker ら[8] は 1966 年から 1995 年にかけて出版された抄録を読み，治療効果別に分類した。英国の試験では 3/4 で，実薬治療が対照治療よりも優れていた。出版バイアスのことを考えるとこの数字はそれほど驚くものではない。しかしながら，中国・ソビエト・台湾・日本では，それぞれ 99%・97%・95%・89% と高かった。中国とソビエトで実施された試験では，試験薬が無効という試験は一つもなかった。この解釈にはいろいろあるだろうが，その一つは出版バイアスである。情報の質や正確性について疑問が生じる。製薬企業が，（医療制度が多様で研究経験が乏しい）発展途上国

で実施される試験への関与を深めても，高所得国はそれらの結果にあまり関心を示そうとしないだろう．

> **キーポイント**
> - 医学雑誌に論文掲載されたら質が保証されるわけではない．
> - ネガティブな結果の試験は日の目を見ないことが多い（いわゆる出版バイアス）．
> - 医療制度が異なる国における結果を受け入れるのは注意を要する．

*"表紙を見ただけで本の内容は分からない"*

# 第22章 — 科学的データの解釈にバイオ統計学者は必須か？

　医学部で教えていない統計手法が臨床試験で使われる。それらはバイオ統計学 (biostatistics; 訳注：生物統計学や医学統計学と訳すこともあるが，本書ではバイオ統計学と訳す) の入門コースでも教えていない。臨床試験論文で使われたデータ解析をみて，おじけづく読者もいることだろう。

　経験のあるバイオ統計学者 (biostatistician) といっしょに臨床試験を計画したり，解析をしたり，解釈することは大切なことである。しかしながら，数学が少しわかり，臨床経験があり，常識を持ち合わせていれば論文は読みこなせる。読者の統計的知識は限られていたとしても，自身の意見は持つようにすべきである。もし p 値が 5% 未満 ($p < 0.05$) と書かれた論文に出会っても，両群の臨床効果は同じだとあなたが思ったら，多分疑ってかかるほうが正しいだろう。"有意 (significant)" とは，一般的には意味があるということである。"統計的有意 (statistical significance)" とは，偶然では起こりえない差を意味する。統計的有意だからといって臨床的意味があるとは限らない。同じように，治療効果の差は臨床的に重要であっても統計的に有意でないことがある。

　平均値や割合のような観察値のことを「点推定 (point estimate)」と呼ぶ。統計的有意に達しなくても，点推定による差で治療効果を推定する。統計的有意にならないのは，観察された治療効果の群間差が偶然によっても起こりうることを意味する。臨床経過が明白なときは，特別の場合を除き統計的検定は不要かもしれない。たとえば，進行膵癌の 3 名の患者が新薬で治ったとしたら，たとえ少人数で統計的有意にならなくても臨床上の大発見かもしれない。一般的に言って，試験結果を臨床的に判断し，"売りこみ (promoted)" の p 値だけに依るべきではない。

### ■ 試験サイズの役割は何か？

臨床試験のサイズは結果を吟味するとき考えるべきである。大規模試験だと治療効果の差が小さくても有意なp値となるだろう。p値というのは試験サイズに一部依存するからである。さらに、二つの治療法間に統計的有意差を示すのに1,000人の患者を必要とするなら、正しい臨床の目で結果を解釈する必要がある。死亡や重篤な合併症に関する便益と害の比（benefit to harm ratio）が好ましい結果であれば、たとえわずかの差であっても臨床的には意味があるだろう。一方、患者にとってあまり関係のないエンドポイントでは、たとえ統計的有意な結果であっても過剰に反応すべきではない。エンドポイントごとに重要性が違うと同様に、臨床的有意と統計的有意の違いにも敏感であってほしい。

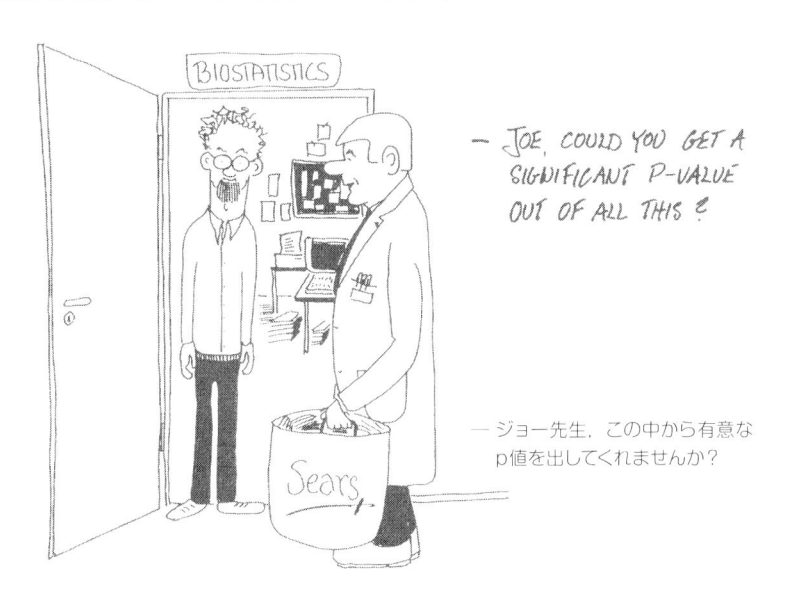

― ジョー先生、この中から有意な
　p値を出してくれませんか？

症例数（sample size）は、"統計的検出力（statistical power）"あるいは"研究検出力（study power）"を左右する一つの要因である。ここで統計的検出力とは、事前に定めた介入効果を検出する可能性のことである。死亡率

(mortality) や罹患率 (morbidity) をみる臨床試験では，登録した人数よりも観察するイベント数が検出力に関係する．したがって，まれなイベントや合併症を調べる研究では，検定に十分なイベント数を獲得するために大人数を必要とする．もし二つの抗生物質による深部感染リスクの予防効果をみるには，人工股関節置換術を予定している 2,000 名の患者の中で合併症が 15 名発生しても，統計的有意な群間差が得られる可能性は低い．15 名が 10 名と 5 名に分かれたとしたら，相対的には 50% リスク低下なのに統計的有意差にはならない．この程度の違いは偶然でも起こりえるので，合併症に関する臨床的意義は高いものの，この値を根拠に治療指針を作ろうとはしない．有益だと主張するには，新たな，より大規模な試験を行うのが最良の道である．

　小規模の症例数やイベント発現率が低い臨床試験では，統計的検出力が原因で有意な結果を示せないことがある．臨床的・公衆衛生的には十分意味がある 20 〜 30% の治療効果でさえ，それを検出しそこなうかもしれない．検出力不足 (underpowered) の試験は医学の世界ではよくある．これを解決するには複数の試験結果を併合する方法が知られており，第 5 章で取り上げた．

### ■ 偶然の結果はどうしたら回避できるか？

　小規模試験にかかわるもう一つの問題とは，偶然誤差を招きやすいことである．小規模試験から得られる大ニュースの裏には，偶然の影響や「事後的に」定めた解析がよくある．

　有意性検定は事前に定めた仮説に対して行う．二つの介入が全く同等であることを統計的に示すことはできない．しかしながら，精度をいろいろ変えて異なるかどうかを検定することはできる．事前に定めておく"帰無仮説 (null hypothesis)"とは，二つの治療群は評価項目に関して差がないという仮説である．もし帰無仮説が正しいとすると，二つの治療群は，同じ効果を示す母集団から抽出された標本ということになる（訳注：同じ母集団であれば，治療効果も同じと言っている）．

もし介入間の観察差が，帰無仮説が正しいと起こりようのないくらい大きい場合，帰無仮説は棄却され，その差は統計的有意と判断する。p＜0.05 とは帰無仮説が正しいと仮定して，こうした差の起こる確率(probability, "p")は5％未満という意味である。p＜0.05で統計的有意とするのが慣習だが，それは，帰無仮説が正しくても20回に1回は誤って帰無仮説を棄却してしまう(訳注：統計的有意とする)ことを容認しているのだ。

 多重検定(multiple statistical testing)はもう一つの問題である。これには2種類あり，一つは途中で同じ仮説検定を繰り返す「反復検定(repeated testing)」である。もう一つは異なる仮説の「多重検定(multiple testing)」である。問題は何かと言うと，検定回数が増えると帰無仮説を棄却して統計的有意差を主張しやすくなるが，それは偶然の結果にすぎないことがある。たとえば，同じ試験で帰無仮説(差なし)を10回検定すると，40％の確率で一度は p＜0.05 の結果を得ることになる。(訳注：$1-(1-0.95)^{10}=0.4$)

 最終解析として，統計的検定を一つか二つしか行わないというのはむずかしいし，現実的ではない。治療効果の評価には複数のアウトカムを用い

— SOMETIMES I HAVE TO GO THROUGH MANY DIFFERENT STATISTICIANS TO GET THE RIGHT RESULTS.

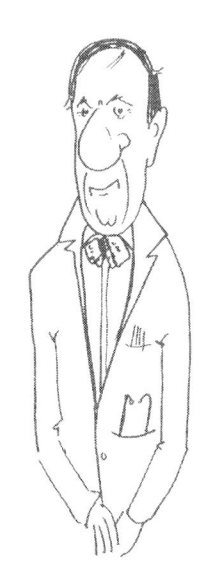

― 正解を得るために何人もの統計学者に相談しないといけないことがあります。

るだろう。測定は複数時点で行われるだろうし，複数項目(健康関連 QOL には複数の領域がある)を一つに集約することはできない。反復検定・多重検定への対処としては，統計的有意の水準を厳しくする方法がある。統計的有意とみなす p 値を 0.05 よりもっと小さくする。たとえば，0.05 を検定する回数で割ったりする(訳注：この方法をボンフェローニ補正と言う)。こうした保守的方法を使えば，10 回検定するなら $p < 0.005$ にならないと統計的有意とは言えない。こうした厳しい方法を使う利点としては，偶然ゆえに有意と主張してしまうのが 100 回中 5 回を越えないことである。欠点としては，真に治療効果があるのに，それを見逃す可能性が増えることがある。経験則として覚えておくべきことは，2 回以上有意性検定を繰り返すなら有意水準(p 値)を調整することである。

## ■ サブグループ解析は何が危険か？

　全体集団のいろいろな層(subsets)について治療効果をみるために，サブグループ解析をすることはよくある。大規模試験では特にそうである。全体で好ましい傾向が示せなかったときに，より頻繁に見かける。このような「事後的な」データ探索は，治療が"本当に効く(really works)"サブグループを探すのに使われることがある。忘れがちなこととして，データの切り口によっては良い方にも悪い方にも傾向を見出すのは数学的事実であり，統計的に有意なサブグループを通常水準で探し出すことは容易なことなのだ[3]。医学文献は検証されていないサブグループの結果で氾濫している。したがって，こうした「事後的」解析の結果が結論だと思っていけない。しかしながら，サブグループ解析は仮説形成の意味では価値がある。

　「事後的」解析の一例をあげよう。それは，急性心筋梗塞の患者を対象にした，カルシウム拮抗薬とプラセボの比較試験である[2]。カルシウム拮抗薬により総死亡率の改善は見られなかったが，サブグループ解析で心筋機能が正常な梗塞患者では死亡率が有意に低下していたため，良い"傾向(trend)"があると信じてしまった。ところが，この論文では，心筋に機能障害のある患者では逆に死亡率が高かったことを報告していなかった。こ

れは薬剤の陰性変力作用を示唆するものである。しかも，この解析は「事前に」決めていなかった。この「事後的」結果は，他のカルシウム拮抗薬の試験でいまだに立証されていないのは当然と言える。

　ISIS-2試験は，急性心筋梗塞で入院した患者を対象にして，ストレプトキナーゼとアスピリン，そしてその併用による短期死亡率への影響を検証した試験である。両剤ともに死亡率を減らす効果が示された。この研究で誤ったサブグループ解析が行われた。ふたご座と天秤座生まれの患者ではアスピリン群の死亡率はプラセボ群よりも5%高く，他の星座では逆に30%低かったのだ[1]。この結果を生物学的に説明することはできず，「事後的な」サブグループ解析の落とし穴をよく示している。

― YOUR HOROSCOPE SAYS THAT YOU WILL DO BETTER ON ASPIRIN. IT'S A SCIENTIFIC FACT!

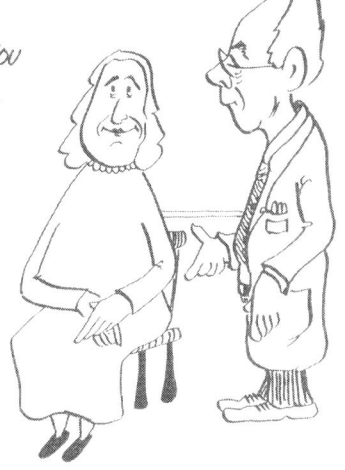

― 星占いによると，アスピリンを飲むとよくなるようです。これは科学的事実なのです！

■ 信頼区間とは何か？

　統計的有意性検定の限界として，p値を計算しても，二つの治療法間の効果サイズ（effect size）について何ら情報がないことが知られている。そのため，研究者や医療雑誌の多くは，「相対リスク（relative risk, RR）」と95%「信頼区間（confidence interval, CI）」を用いるようになってきた。この信頼区間

を使うと，治療効果の大きさと観察された差の有意性が分かる。95% CI は観察された治療差の上限と下限からなる。100回検定したら95回は真の治療差を含む区間という意味である（訳注：同サイズの確率標本を100回抽出し，得られた100個の推定値のうち95個が含まれる区間のことを95% CIと定義）。RRの観察値が統計的に有意でなければ，95% CIは1（帰無仮説）を含む。

　急性心筋梗塞の生存者を対象とした$\beta$遮断薬の長期試験で，総死亡率を25%低下（95% CI: 12 to 38%）させたとしよう。このとき，臨床医は死亡率の25%低下という数値に自信を持ちたいかもしれない。信頼区間を見れば，真の効果は12〜38%の間にあるらしいと分かる。

### キーポイント

- 統計的有意と臨床的有用性とは同じでない。
- 試験規模が小さすぎると治療効果を見逃すことがある（検出力不足）。
- 何回も統計的検定を繰り返すならp値の調整が必要である。
- 「事後的な」サブグループ解析には注意しなさい。
- 信頼区間は臨床医にとって有用な情報となる。

*"数は多い方が安全なのだ"*

# 第23章 —— 同種同効品は切替え可能か？

## ■ 処方薬はどのように分類するか？

　米国には，FDAが承認したほぼ1万種類の薬がある。それらを薬効群や作用機序で分類すると，多くの点で理解しやすい。臨床医はさまざまな薬の適応を覚えやすいし，どのように作用するかも記憶しやすい。また，教育もしやすくなるし，規制上も明瞭になり，薬剤開発もしやすくなる。企業では"ピカ新(drugs representing new classess)"も開発するが，同種同効品，いわゆる"ゾロ品(me-too)"も開発する。

　いろいろな目的で薬を分類するが，完璧なものはあまりない。特定の酵素を阻害するという一つの作用機序に基づき，薬は分類されている[1]。しかしながら，薬には複数の作用(有用と有害)があるため，それにも限界が生じる。同種同効品でも別の作用機序に関してはまちまちである。個々の薬剤の効果が臨床上重要であり，同種同効品の中にも本質的な違いがあるかもしれない。同種同効品はすべて切替え可能という考えは誤りである。

## ■ 同種同効の定義は何か？

　驚くことに同種同効(class effect)の科学的定義はない[2]。規制当局も定義を持ち合わせていない。米国FDAは関連用語として効能効果(class labeling)を用い，"同種の薬剤とは，化学構造・薬効薬理・臨床効果・副作用が互いに類似すると仮定されるもの"と定義している。ここで，キーとなる用語"互いに類似すると仮定"には定義がない。

　製薬企業は"ゾロ品(me-too)"を販売する際，同種同効品であることを強調する。同種の薬剤が審査を通じて販売を許可されると，続いて登場する同効品は審査が比較的楽になるようである。こうした"ゾロ品"を販売促進するときに，ピカ新よりも有効性・安全性で優れるとすることがある。同種同効品が有効なときは同効だということをおおいに宣伝するが，同種

同効品の 1 剤でも有害と関連づけされると，それほど熱狂的ではなくなる。
　何十年にもわたる経験から，同種同効品でも有効性・安全性は異なることが分かってきた。その違いは予測できないため，クラス効果や切替え可能性については注意して見ないといけない。考えるべき二つの重要な因子は有効性と安全性であり，第三の因子は価格である。

### ■ 有効性の互換性はどうすれば分かるか？

　代用マーカーでの効果が同様であっても，それらの薬が切替え可能ということにはならない。マーカーの限界については第 19 章で取り上げた。すべての ACE 阻害薬は収縮期血圧を下げるが，だからといってすべて ACE 阻害薬には互換性があるとは言えない。降圧治療は実際の健康への効果，つまり致死性／非致死性の脳卒中・心筋梗塞・心不全のリスク低下を示して初めて意味がある。

　有効性の重要因子は投与量である。あるクラスの薬剤間で切替え可能かどうかを決めるには，等力価用量に関する知識が必要だが，その情報はしばしば欠けている。承認用量や推奨用量が最適とは限らない。キナプリル（quinapril）の 1 日あたりの推奨用量は 20 mg だが，PCI 後の虚血イベントへの効果はよく分かっていない[5]。ペリンドプリル（perindopril）の 1 日推奨用量 4 mg は，中等度の降圧効果をもたらすが，大規模な脳卒中予防試験[4]で心血管イベントを抑制しなかった。心不全患者の 90 日以内再入院に関する研究[3]においては，エナラプリル（enalapril）は強固な用量反応関係を示した。用量が増えるとともに再入院率は低くなっていた。

　これらの例は用量の大切さを示している。互換性があるかを決めるには用量を考慮すべきである。このとき次のような質問をするとよい。"既存薬 A の最適用量と新薬 B のどの用量が互換性ありますか？"この質問に答えるためには，薬剤 A と B を直接（head-to-head）比較する死亡率・罹患率試験（mortality/morbidity trial）が必要になる。このようなアウトカム試験はすべての適応に関して必要なのだが，現実には実施できないという問題もある。しかしながら，既存薬が特定の適応を取得しており，アウトカムに関

第 23 章 ● 同種同効品は切替え可能か？

する有効性を立証していれば，同じクラスの新薬は既存薬と直接比較して等しい効果とその用量を示すべきである。

— ALL STATINS ARE ALIKE, BUT OURS IS IN A CLASS BY ITSELF.

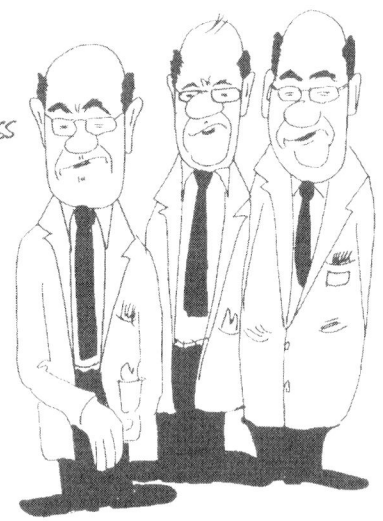

― スタチンはすべて似たり寄ったりだが，我々のスタチンだけは別格なのだ。

### ■ 安全性の互換性はどうすれば分かるか？

同種の薬剤が同じ効果を示しても安全性は異なることがある。次に事例を示そう。

- ✓ プラクトロール (practolol) は最初のβ遮断薬であり，心筋梗塞後の患者で延命効果を示したが，安全性の理由で後に市場から撤退した。
- ✓ 遅くに導入されたカルシウム拮抗薬のミベフラジル (mibefradil) は高血圧治療で承認されたが，薬物相互作用による副作用のため，後に市場から撤退した。
- ✓ トログリタゾン (troglitazone) は 2 型糖尿病治療のグリタゾン系薬として初めて許可された薬だが，肝毒性のため市場から撤退した。しかしながら，ロシグリタゾン (rosiglitazone) とピオグリタゾン (pioglitazone) が "取って代わった (replaced)"。
- ✓ セリバスタチン (cerivastatin) は LDL コレステロールを下げるのに

は有効だが，市場から撤退した。他のスタチンに比較して，セリバスタチンではかなりの割合で横紋筋融解症が生じたのだ。特に，ゲムフィブロジル (gemfibrozil) と併用したときに著しかった。
- ✓ 選択的 COX-2 阻害薬は疼痛緩和を目的に導入された。特に，消化管症状の既往のある患者に使用された。その中でロフェコキシブ (rofecoxib) とバルデコキシブ (valdecoxib) は最近市場から消えたが，セレコキシブ (celecoxib) だけが残っている。
- ✓ 非ステロイド性抗炎症薬 (NSAIDs) は市場にたくさんの種類がある。あまり知られていないことだが，その5割が安全性の問題で市場から消えた。最も直近の例はブロムフェナック (bromfenac, Duract) がある。
- ✓ 二つのキノロン系抗生物質が市場から消えた。テマフロキサシン (temafloxacin) は溶血性貧血を起こし，グレパフロキサジン (grepafloxazin) は QT 延長と心室性不整脈のリスクを増やした。三つ目のトロバフロキサジン (trovafloxazin, Trovan) は，肝臓の問題で使用を制限されている。

他にも例はたくさんある。たいていの同種同効品の中には，少なくとも1剤は害を及ぼすものがあるようである。それらは上市できなかったか，市販後に安全性の問題で撤退している。しかし，このように有害な薬剤でも，市場にある他の同種同効品と同じくらい有効だったのである。有効性が同じであっても，安全性まで同じとは言えないのは明らかである。

### ■ 互換性はどうしたら分かるか？

答えは簡単だ。直接比較をすることである。臨床イベントで見るなら，このイベントを一次エンドポイントにして，二つの薬剤を比較する試験を計画する。長期安全性については長期比較試験をしてみないと分からない。

"ゾロ品"の場合，既承認の"親薬 (parent)"の成績を流用することが多い。しかしながら，私たちは検証されていない薬は未立証薬とみなすべき

だと思っている。すでに承認済みの先発品と，最近承認されて宣伝中の"ゾロ品"のどちらかを選ぶなら，古くても確立された薬剤を選ぶほうがよいだろう[2]。

> **キーポイント**
> - 同種同効品の科学的定義はない。
> - たいていの同種同効品では，少なくともその1剤が安全性ゆえに開発中断または市場撤退した。
> - 有効性が同じであっても安全性が同じとは限らない。
> - 同種同効品は立証されない限り，互換性があると思うべきではない。

*"成功にはたくさん親がいるが，失敗に親はいないものだ"*

第24章 — 経済分析はどれくらい信用できるか?

■ 経済分析の目的は何か?

　薬剤経済分析に対して注目度が上っている要因はいくつか考えられる。医療費への社会の関心は高まっているが,製薬企業や医療機器企業は"守りの姿勢 (on the defensive)"に入っている。医療提供者や規制当局が,費用対効果 (cost-effectiveness) の問題に関心をもつ国も出てきた。今では"新しい治療と標準治療は費用の面でどれくらい違いますか?"と,単純に尋ねるだけではすまなくなっている。今ではもっといろいろなことを尋ねないといけない。たとえば,"新規治療は当面の費用も長期的費用も高額になりますか?" "よけいにかかる費用は QOL 改善と合併症の低下で相殺されますか?" "効果が少し上がる分費用は少し増えてもかまいませんか?" "新しくコストのかかる治療の導入により直接的医療費を抑えられますか? たとえば,来院回数や入院回数を減らし,高額な治療や検査を減らせますか? あるいは間接的に,長期欠勤や早死を減らすことでも費用を減らせますか?"などを問うべきである。

　新しい治療は当面の医療費を増やしがちだが,中長期的費用の減少で相殺されるかもしれない。しかしながら,高額で有効性の高い薬剤が廉価で有効性の低い薬剤よりも,費用対効果で優れることを立証することはむずかしい。胃潰瘍患者の長期研究[7]によると,H$_2$ ブロッカーの導入により潰瘍治療のための薬剤費は 6〜7 倍も増えた。一方,潰瘍患者のトータルとしての費用は 1/5 に減っていた。それは潰瘍手術・入院・来院の費用の減少に依る。2 型糖尿病に対する総合的プログラム(薬物治療を含め)を取り入れることでも,1 人あたりの年間医療費はかなり削減できた[2]。この種の比較においては,中立的で偏りのないことが求められる。そういった比較があれば,保険会社や患者は何をいくらで購入しているかを知ることができる。

### ■費用対効果の研究はどれくらい信用できるか？

　方法論上の基準がないために，これまでの費用対効果研究の質は疑わしいものが多かった。いちばん信頼できる研究というのは，第三者支払機関・医療機関・国／州厚生部による包括的な患者データベースを用いたものである。臨床試験とは異なり，これらは大規模で選択的ではない患者集団を含み，費用は予測値や見積額ではなく実際の請求書に基づく数字である。医療費の総額は，入院・休職・来院・調剤を含む地域・管理医療（managed-care）データベースで計算するのが最も良い。

　残念ながら，費用分析は企業主導で行われたものが大半であり，そこでは薬の利点を立証してもらうために雇用した医療経済学者が行っていた。したがって，企業主導の経済分析が企業の製品に都合よくなるのは当然である。494 の研究のシステマティック・レビューでは，QALY（quality-adjusted life years，訳注：健康で何年生きられるかを示す健康寿命のような指標）を用いていろいろな介入の費用対効果を比較した[1]。多数の研究では，増分費用対効果比（incremental cost effectiveness ratios）が 2 万ドル／QALY 未満であった。企業主導の研究では，より低い増分費用対効果比を示した研究が非企業主導の研究に比して 2〜3 倍もあった。一方，もっと厳密な方法論で実施された研究および欧州や米国で実施された研究では，増分費用対効果比は高かった。

　抗癌剤でみると，NPO の試験は製薬企業の試験に比べて，8 倍も費用対効果の悪い結論に至っていた（5％対 38％）[3]。一方，都合の良い結論は企業主導の試験で 1.4 倍も多かった。

　豪州では，新薬の承認審査の際に薬剤経済分析を行い，ある患者層における費用対効果を示す必要がある。1994〜97 年間の 326 件の申請中，218 件（67％）で"解釈上の重大な問題"が明るみになった[4]。

　スポンサー・バイアスの可能性が，New England Journal of Medicine 誌の論壇（Sounding Board）に投稿された論文[5]で指摘された。同誌は，論文の著者とその製品の製造会社の資金的利害関係を開示するよう求めた。その後すぐに，同誌は出版規制を実施した。著者がスポンサー企業との関係

を開示したとしても，企業支援の費用対効果分析の論文の出版をしないことを決めたのだ[6]。

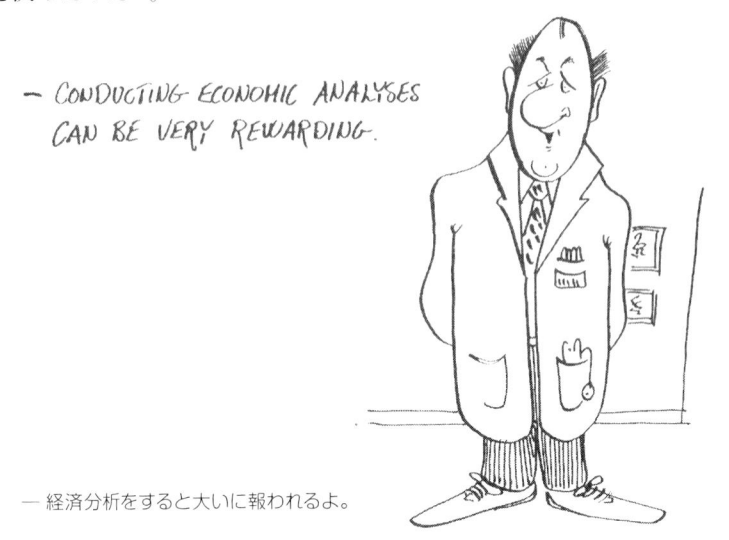

― CONDUCTING ECONOMIC ANALYSES CAN BE VERY REWARDING.

― 経済分析をすると大いに報われるよ。

### ■ 費用対効果分析を行うのに臨床試験は有用だろうか？

　研究仮説が異なる臨床試験データを「事後的に」解析しても，それはたぶんいちばん信用ならないだろう。たとえ事前に薬剤経済データを収集・分析すると明記していても，仮説が事前に定められていたかはよく分からないし，もしかすると「事後的に」販売促進用のキャンペーンの一部で実施したのかもしれない。

　スポンサー・バイアスは取り除かれたとしても，ランダム化比較試験が費用対効果研究の最適なデータかどうかは分からない。最適な費用データはたぶん実地診療での観察研究から得るのがよいだろう。臨床試験の中で追加的に費用のデータを収集するのは効率良さそうだが，限界もある。登録患者は非常に選択的な集団である。たいていは合併症をもたない低リスクの，より若い人たちである。プロトコルに書かれた来院時期や検査は実地診療と同じではないし，そのためにかかる費用も現実とは異なる。さらに，

試験参加者へは特別の配慮がなされるため，治療に関係する問題は早期に見つかることだろう。したがって，臨床試験の中で実施された費用対効果分析は十分注意して解釈すべきである。

### ■こうした経済分析はなぜ必要か？

費用対効果分析は，製薬企業・政府・他の医療系団体の間で価格と償還の交渉に使われつつある。国によってはそれが承認申請の一部にまでなっている。こうした国の当局には，幸運にも費用対効果データを評価できる専門家がついている。

### キーポイント
- 費用対効果分析は潜在的に重要だろう。
- スポンサー・バイアスがあるとその価値が下がってしまう。
- 臨床試験は費用対効果分析に適していない。

*"金の鍵ならどの扉も開けることができるのだ"*
〜地獄の沙汰も金次第。

# 第25章 ── 情報洪水にどう対処すべきか？

## ■ 洪水はどれくらいすごいか？

現在約2万冊もの医学雑誌があり，毎年数百誌ずつ増えていると推定される。各雑誌が100編の論文を出すと，毎年200万編にも達し，指数的に増え続けている。言うまでもなく，これらの情報についていくのはむずかしい。幸いにも，この数字から感じるほど状況は悲惨ではない。大半はかなり専門的なものであり，実際の診療に関係するものはほんのわずかである。たとえば，癌に関する論文で臨床医に重要なのは1%未満と思われる[1]。

── HOW DO YOU KEEP UP WITH THE MEDICAL NEWS?
── ABC NEWS AND THE WALL STREET JOURNAL.

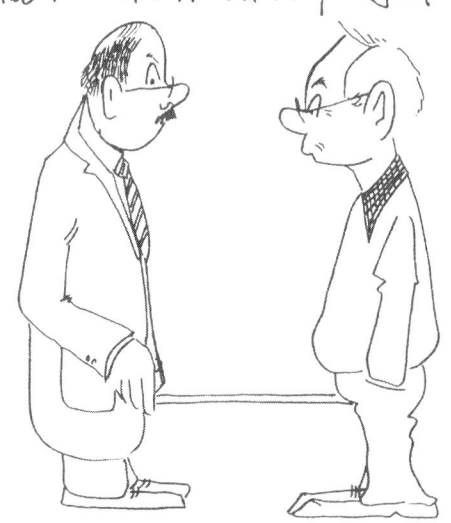

── 君はどうやって医学ニュースについていっているの？
── ABCニュースとウォールストリート・ジャーナルだよ。

## ■生き残りの策としては何が良いか？

それには文献検索をして，関係する情報を入手するのが良い。そんなに時間も労力もかからない。特定の論文を探しているのなら，PubMed（www.pubmed.gov）で見つけると良い。無料で使える。文献検索には，用語・著者・雑誌など複数のキーワードを入力する。また，検索する期間（1999〜2006年など）を指定することもできる。出版前の学会発表を知りたいのなら，www.pslgroup.com でニュースを探せる。進行中の臨床研究については，多くの臨床登録サイトで探せる。これについては第8章で述べた。

もしあなたが特定の患者の問題で困っているなら，あるいは講演の準備をするとか，病気の治療・病因・予後を知りたいなら，使える医学文献データベースはたくさんある。データベースを使うと関連論文のリストやシステマティック・レビューなど，情報を統合した文献さえも手に入れることができる。根拠に基づく医療（EBM）のための完璧な情報源はないにしても，臨床疑問に対するエビデンスに基づく回答は，いろいろなウェブサイトから探すことができる。専門家が批判的に評価した要約論文，さまざまな情報源から適切な内容のものを探し出すツール，臨床試験や治療ガイドラインを検索するためのデータベースなどがある。以下に，こうしたデータベースの例を示す。

**コクラン共同計画**（Cochrane collaboration, http://www.cochrane.org）
エビデンスに基づくシステマティック・レビューをするために，臨床試験やメタ解析の論文を追跡している。同じ科学的疑問を扱う試験の結果を併合するには，大変良い情報源である。ウェブサイトでは特定のプロトコルを見ることができるし，総括結果も読める。本データベースは，医療技術評価データベースや英国国民健康保険経済評価データベース（NHS EED）へもアクセスできる。

**PubMed**（http://pubmed.gov）
米国国民の税金で支えられており，何千もの医学雑誌を含み，1,500万件の論文を含むサーチエンジンである。PubMed（訳注：サイト内

ClinicalQueries 機能）には二つのエビデンスに基づくデータベースが含まれており，それらを使って検索結果にフィルターをかけたり検索の範囲を狭めることができる。一つは「Clinical Study Categories」といって，関心あるテーマの質の高い研究を探すためのものである。もう一つは「Systematic Reviews」といって，システマティック・レビューを検索できる。

**FirstConsult**（http://firstconsult.com）
随時更新している臨床情報源であり，鑑別診断や治療の情報を提供する。そして，2万件のメディカル・トピックスを含み，実地医家がエビデンスに基づく要約を書いている。メディカル・トピックスには適宜ガイドラインも含まれている。

**InfoPOEMs**（http://www.infopoems.com）
医学専門家による批判的評価がなされた論文を含む。一流の医学雑誌に載った重要な研究を要約し，分析している。Eメールによるアラート・サービスを利用し，新しいPOEM（訳注：POEMとはPatient-Oriented Evidence that Matters の略）を自動的に受信できる。

**InfoRetriever**（http://www.inforetriever.com）
トピックを入力することにより，エビデンスに基づく情報を検索できる。エビデンスには，医学書・診療ガイドライン・コクラン共同計画・批判的吟味雑誌（訳注：Evidence-Based Medicine誌など）の論文，さらには疾病・健康状況や臨床疑問別の"NNT (number needed to treat, 訳注：1人を救うのに必要な治療人数"を含む。また，計算器・画像・インターネット情報源・患者教育のためのツールの情報も入手できる。

**National Guidelines Clearinghouse**（http://guidelines.gov）
米国国民の税金で支えられた診療ガイドラインのデータベースである。疾病・治療・情報発信組織・ガイドライン別に見ることができる。もっと詳しい検索をすれば，著者別・診断名別・治療別・予防別・標的集団別・出版時期別に，エビデンスに基づくガイドラインを検索できる。ガイドラインをいくつか並べて，推奨文 (recommendations) を比較す

ることもできる。
### Natural Medicines Comprehensive Database
(http://www.naturaldatabase.com)
天然成分やサプリメントの有効性・安全性について，患者からの質問へ答える情報源として理想的情報源である。このデータベースは，使用可能な天然薬・生薬・ダイエットサプリメントに関する最新かつ根拠に基づく臨床データを含む。「Pharmacist's Letter」や「Prescriber's Letter」の研究・編集スタッフである薬剤師や医師が，本データベースを編集している。

### Health Web Evidence Based Healthcare (http://healthweb.org)
これは，いろいろな関連情報へのリンクサイトである。読者は専門の学会や学会内の EBM グループへ質問ができる。さらに，米国国立医学図書館協会(National Network of Libraries of Medicine, 電話 1-800-338-7657)を通して，地域の図書館や適任の司書も探してくれる。(訳注：本サイトは 2007 年 10 月 31 日で廃止された)

■ 文献の批判的吟味で何をすれば良いか？

あなたの研究領域に直接関係しそうな論文が出たら，それが役立つものかどうか見極めるのに批判的吟味をしようとするだろう。関心ある製品をよく知っている人たちによる総説を待つよりも，あなた自身で論文を吟味するほうがよい。そうすれば，総説が出るまでの時間を無駄にしない。"最新医療情報"の半減期は短いので，時宜を得た情報が重要なのである。

■ 論文をどう読めばよいか？

通常，最初に抄録(abstract)を読むだろう。ふつうはそれだけで十分だし，論文の大枠を理解できる。構造化抄録の導入により，抄録の質は格段によくなってきた。抄録を読むときには，患者集団・介入・結果が自分の興味と関係あるかを見極める必要がある。もし抄録が関係ありそうなら，方法・結果・結論を確かめるため全文を読みなさい。

論文全文を読むときには，以下の表に示した質問をすると良いだろう。この表の大部分は，マクマスター大学の"チェックリスト"[1,2]から取ったものである。問1〜13は"はい(Yes)"と答えるべき質問であり，付録Bに詳しく解説した。回答が"いいえ(No)"や"不明(Don't know)"だと，何か問題のある可能性を含む。それらの回答がたくさんあると，問題は大きいことを意味する。

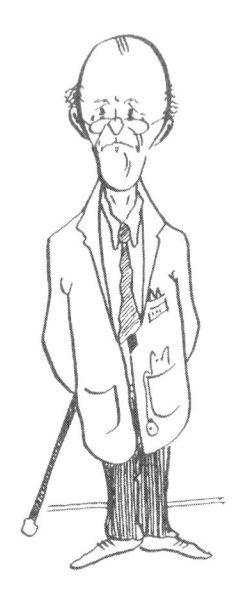

— I'M INSTINCTIVELY CRITICAL OF ALL PAPERS I HAVEN'T WRITTEN MYSELF.

— 私は自分で書いた論文でなければ，基本的に疑ってかかるようにしている。

## 臨床試験論文を吟味するためのチェックリスト*

### 計画法（Design）
1. 患者はランダム化されたか？
2. 患者は治療割り付け群を知らなかったか？
3. 臨床医やアウトカムデータを収集・評価する人たちへは，治

療割り付け群を知らせていなかったか？
4. 対照群にはベストな代替治療を施したか？
5. 一次エンドポイントは明確に示され，正しく評価されたか？

### 結果（Results）
6. 既知の予後因子に関して，開始時にそれぞれの比較群は類似していたか？
7. 患者はほぼすべて治療され，最後まで追跡されたか？
8. ランダム化された群として患者は解析されたか？
9. 一次エンドポイントの結果は結論に明示され，信頼区間で支持されたか？
10. 副作用は十分に評価されていたか？

### 解釈（Interpretation）
11. 研究者には利益相反の可能性はなかったか？
12. 結果に絶大なる関心をもった組織がスポンサーになっていなかったか？
13. 研究の限界（limitations）が考察されているか？

### 臨床的有用性（Clinical importance）
14. 研究対象の患者は自分が診療する患者と類似していたか？
15. その治療効果は自分の患者にも十分有用であるか？

\*問1～13の最適な回答は，"はい（Yes）"（付録B参照）である。"いいえ（No）"や"不明（Don't know）"だと，何か問題があるかもしれない。問題のある回答数がたくさんあると，問題は大きい。

**キーポイント**

- 医学文献に親しんでおくことは大切だ。
- 現存するデータベースは情報の宝庫なのだ。
- 一次情報を知っているということは，一方的な情報への対抗手段になる。
- チェックリストがあると批判的吟味を行いやすい。

*"どんなに良いものでもありすぎは困りもの"*
〜過ぎたるは及ばざるがごとし。
(Cato)

# 第26章 どうすれば研究成果を診療現場で使えるか？

　毎年1万件以上の臨床試験の結果が出ており，それらは患者を診療するにあたり貴重な情報となる．医療の側としては，新しい知識を実地診療へ移すことが最大の難問である．最近の医療の質に関する調査によると，オランダと米国の患者では30〜40％しか最適な医療を受けていなかった[4]．しかも，受けた医療の20〜25％は不必要か有害であった可能性があることを考えると，寂しい限りである．30件の急性期・慢性期を含む米国の大規模研究によると，わずか55％しか推奨される医療を受けていなかった[7]．処置不十分というのが大半であった．今日の米国の医療システムは国民を見捨てていることを示唆する．

## ■ 最適な医療とは何か？

　エビデンスに基づく治療ガイドラインが，いろいろな疾患について作成されている．それらは，国内外の専門家によるコンセンサスを通して生まれている．そうしたガイドラインが公正に作られているなら，最適な医療に対する強固な土台となるはずである．ガイドラインの根底をなす科学的根拠は，質の高いのランダム化比較試験である．最良の治療ガイドラインというものは，新しい知見が出たら定期的に更新される．しかしながら，このようにしっかりしたガイドラインでも主観的意見を含んでいるかもしれない．たとえば，一つの臨床試験の知見にもかかわらず，より広範な患者グループへ外挿しているかもしれない．飛躍の程度はさまざまとしても，すべての外挿にはそれができるという思い込みがある．試験へ組み入れる年齢の上限が70歳だったら，その結果を同じ健康状態の71歳の患者へ当てはめてしまうことは大いにあり得る．一方，特定の薬剤で特定の用量についての知見は，同種同効の他の薬剤には当てはまらないだろう．さらに，治療反応が変わるかもしれない合併症や併用療法への外挿は正しくない．

― TOO BAD THAT YOU ARE 71.
THERE IS AN EXCELLENT
TREATMENT FOR PEOPLE
UP TO 70 !

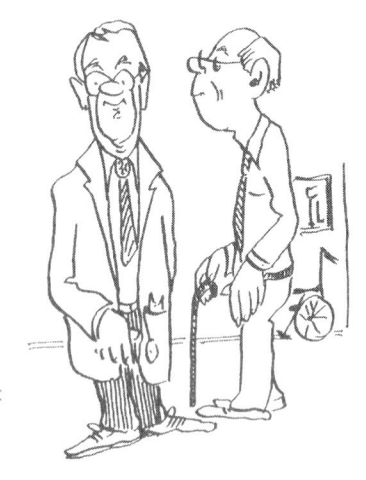

― 残念，あなたは 71 歳か。70 歳までなら素晴しい治療があるのだが。

### ■ 試験結果により診療は実際に変わるか？

　臨床試験論文が良くても悪くても，臨床試験論文が直接的に治療を変えることはないだろう。しかしながら，論文の出版と薬剤使用の変化に関する印象的な関係を示した文献がある。

　CDP 試験によると，脂質低下薬であるクロフィブラート（clofibrate）とナイアシン（niacin）は，心筋梗塞生存者に対して延命効果を示さなかった。これが発表された 1975 年以降数年の間に，脂質低下薬を処方されている患者の来院回数が半分以下にまで減った[2]。また，コレスチラミン（cholestyramine）が致死性・非致死性の冠動脈心疾患を抑えたという論文が出てから，約 10 年間で来院回数は 3 倍に増えた[2]。

　英国人医師の調査によると，ISIS-2 という臨床試験でアスピリンの効果が立証されると，2 年間で抗血小板療法（アスピリン）の使用は，自己申告だが 9％から 84％へと増えた[1]。米国でも 3 年間で心筋梗塞後のアスピリン使用が増えた（39% から 72%）[6]。一方でカルシウム拮抗薬は，ネガティブな結果により 57％から 33％へ使用が落ち込んだ。

　臨床試験の結果に対する反応は必ずしも迅速には起こらない。画期的な臨床試験である CAST 試験では，抗不整脈薬エンカイニド（encainide）とフ

レカイニド (flecainide) により突然死・総死亡リスクを増やす結果が示されたが[8]，この2剤に対する医師の態度を調査したところ，21％の医師はこの有害な薬の使用を変えていなかった。わずか9％の医師しか薬を中止していなかったのだ。エンカイニドはその後市場から消え去った。

### ■ 最適な医療にとって障害は何か？

　障害はたくさんあり，患者診療のどの段階にも存在する。

　「医師 (physicians)」は，治療決定に大きな役割を果たす。治療ガイドラインに従わない医師もいるだろうし，自分の患者をどう治療するかについて指図されたくないと思う医師もいるだろう。しかしながら，大半は業界の巧みな販売促進やその他のバイアスによって影響を受ける。医師はまた，批判的吟味の技術や関連する知識を持ち合わせていないこともあるだろう。

　「患者 (patients)」は，最適な医療によって利益を受ける立場にあるが，しばしば自分のケアについて独自の考えを持っている。米国成人の1/3以上が，健康のために"天然成分 (natural)"や"代替医療 (alternative)"を利用しているが，それらについての有効性・安全性データはほとんどない。また，長期にわたる服薬遵守度 (adherence) はよくないが，それは，処方された薬の効用についての十分な情報をもらっていないからである。すでに確立している治療を断る患者もいるだろうが，それは副作用を恐れているからである。

　「健康保険会社と病院 (payers of health care and hospitals)」は，患者の医療費急増問題への対応が求められている。財政を考えると何らかの制限をしなければならないだろう。高額な薬や治療を行うときは特にそうである。購入契約のときに重要なのは，有効性よりも費用であることがしばしばである。それも限られた説明書による情報だけで決断しなければならないのだ[5]。

　「製薬企業 (pharmaceutical industry)」は医療の質 (quality of care) へ大きな影響を及ぼす。多かれ少なかれ製薬企業が試験を計画し，発表するか否か，いつどこで発表するかも決めている。多額の予算で自社の製品を巧み

に販売するが，他の製品と実際の有効性を比較したりすることはあまりしない。医療職の人たちがもっと見識があり，吟味する能力を持ち合わせていれば，こうした販売促進に乗せられることはないだろう。

「規制当局（regulatory agencies）」は新製品の承認に大きくかかわっている。有効性を見るにはランダム化比較試験が決め手となる。規制当局は承認後の安全性モニタリングを強化し，治療選択に関して，よりエビデンスに基づいたデータを添付文書に取り入れるようにすれば，医療の向上へもっと貢献することができるだろう。

「政治家（politicians）」は財源の使い途をもっと評価し，説明をもっと求めていたら医療の質は改善していたことだろう。医療には無駄がたくさんある。購買契約において，科学的文書の整備よりも医療費削減に力を注ぐのは"安物買いの銭失い"というようなものだ。廉価なゾロ品に頼りすぎると，同種の先発品を使うよりもむしろ高くつき，危険性もはらむことになる。それよりも先発品について文書を整備したほうが良い。

### ■ 解決策は何か？

関係団体は今日，質の向上へさらなる注意を払ってきた。最近導入された実績値（performance measures）はその一端である。実績値を監査し，ランキングを用いてフィードバックをする。それは認知度を上げ，医療を向上するうえで大変有用である[9]。臨床医や病院は低いランキングを付けられると，やり方を変えようとするだろう。残念なことに，多くの実績値はプロセス（特定の薬剤の処方や特定の診断検査の実施）に向いており，臨床上のアウトカムには向いていない[3]。エビデンスに基づく診療をすれば，金銭上の優遇を与えるという試みも導入されたところだ。

あなたには，医学情報のさらなる批判的消費者になってもらいたい。製品の販促担当者によってもたらされる，多くは不完全で偏った情報への対抗策として，十分すぎるほどの疑い深い態度がいま必要とされている。本書があなたの批判的吟味の一助となり，"輝くものすべてが金とは限らない"ことに気づいてもらえたら幸いである。

# 第26章 どうすれば研究成果を診療現場で使えるか？

キーポイント

- 最適な医療あるいは根拠に基づく医療へ向けて，たえず努力をすべきである。
- 最適な医療には障害もたくさんある。
- 患者はベストな医療を期待している。
- 患者のための医療をしようと努力すれば将来は有望である。

"みんなが言っているのだから，正しいのでしょうね"

## 付録 A ● 用語集

### A

実治療対照（active-control treatment）
　薬理学的あるいは医学的に，活性のある物質を用いた対照治療のこと（訳注：薬を用いた試験では実薬対照と言う場合が多い）。

遵守（adherence）
　患者が処方された治療法に従う程度のこと。"コンプライアンス（compliance）"と"遵守"はしばしば同義に使用する（訳注：服薬遵守の場合は，medication adherenceと言う）。

副作用（adverse drug reaction, ADR）
　薬の使用中に起きる作用のうち，期待される作用ではなく，望ましくない作用のこと。

対立仮説（alternative hypothesis）
　二つ以上の集団の間に真の差があると明示する仮説であり，帰無仮説（null hypothesis）に対立する仮説のこと。

実施した治療に基づく解析（analysis by treatment administered）
　理由が何であれ，プロトコルを遵守しなかった対象を解析から除外するアプローチのこと。

### B

ベースライン評価（baseline assessment）
　試験に入る被験者に関し，治療を受ける前（つまり初期値）の評価のこと。

バイアス（bias）
　測定・解析・評価・治療を実施し，報告する際に入る先入観としての嗜好や傾向のこと（訳注：偏りと和訳することもある）。

盲検化・遮蔽化（blinding/masking）
　試験の関係者に治療割り付け群が知られないようにする手法のこと。単盲検（single-blinding）とは通常被験者が治療割り付け群を知らない場合であり，二重盲検（double-blinding）とは被験者に加え研究者やモニター，時にはデータ解析者も治療割り付け群を知らない場合を指す（訳注：データ解析者まで盲検化するときは，三重盲検と呼ぶこともある）。

### C

比較対照（comparator）
　試験薬あるいは市販薬（実薬対照），あるいはプラセボなど，臨床試験で参照（reference）として用いる群のこと。

コンプライアンス（compliance）
　患者が処方された治療法に従う程度のこと。"コンプライアンス（compliance）"と"遵

守(adherence)"はしばしば同義に使用される。
複合イベント（composite event）
　いくつかのアウトカム（outcomes）のうちどれか一つが観察されたら，それは事象あり と考えるイベントのこと。たとえば，狭心症発作，一過性虚血発作（TIA），心筋梗塞 のどれかが起こったときに，複合血管イベントとする例がある。
信頼区間（confidence interval, CI）
　不確実性を明記した信頼区間のこと。95％信頼区間というのは，患者対象が母集団か ら抽出されたとき，95％の確実度で真の値を含む範囲のことである。CIは患者数が増 加するとともに狭まる。
連続変数（continuous variable）
　特定の範囲の中で，どんな値も取りうるような変数のこと。

## D

データ掘り返し（data dredging）
　注目すべき差を見つけ出すために，事前に定めた仮説もないのに，単なる思い付きで 行う解析のこと。
データモニタリング委員会（data monitoring committee）あるいは効果安全性モニタリン グ委員会（data and safety monitoring board）
　独立な立場からデータをモニターする委員会のこと。スポンサーがそれを設立する。 臨床試験の途中で定期的に安全性データを評価し，また重要な有効性のエンドポイン トデータを評価する。そして，試験を継続するか，修正するか，中止するかの勧告を スポンサーに対して行う。
ヘルシンキ宣言（declaration of Helsinki）
　1974年にヘルシンキで開催された第18回世界医学会議において採択された，ヒト （human subjects）を対象とした生物医学研究を実施するときの勧告のこと。
二値変数（dichotomous variable）
　二つしか値をとらない離散的な変数のこと。Binary variableとも言う。
二重盲検研究（double-blind study）
　被験者も研究者も，被験者が受けた治療は何だったかを知らされない研究法のこと。

## E

根拠に基づく医療（evidence-based medicine；EBM）
　病態生理的説明，介護者の経験，患者の好みだけでなく，現在ある妥当な臨床研究の 根拠（エビデンス）を統合して，診療したり教育したりすること。
除外基準（exclusion criteria）
　研究参加から除外される被験者の基準を示したリストのこと。

## F

FDA
　米国食品医薬品局（Food and drug administration）の略称。
実行可能性研究（feasibility study）
　もっと大規模な研究が実行可能かどうかを見極めるために計画された，予備的な研究のこと。

## G

GCP（Good Clinical Practice）
　臨床試験の計画・実施・実績・モニタリング・監査・記録・解析・報告に関する基準のこと。GCPに則ることにより，データや結果が信用され，正確であることが保証される。また，被験者の権利・人格・プライバシーの保護も保証される。

## H

ホーソン効果（Hawthorne effect）
　研究に特別の関心や注目を持っているため，その人たちの行動様式が変化する傾向のこと。

## I

ICH（International Conference on Harmonisation）
　ヒトに用いる薬剤を承認審査するための技術的要件に関する，日本・米国・欧州の三極共通の枠組みのこと。
選択基準（inclusion criteria）
　研究に参加する適格性として，満たすべき被験者の基準のこと。
インフォームドコンセント（informed consent）
　試験参加の決断に関係するすべての事項が説明されたあと，被験者が自発的に特定の試験へ参加することを確認するプロセスのこと。インフォームドコンセントは文書化され，同意書に署名と日付を記載する。
IRB（Institutional Review Board）
　医学・科学・科学以外からメンバーを構成し，試験に参加する被験者の権利・安全・健康を保護するという責任を負う，独立した委員会のこと（訳注：施設内審査委員会，倫理審査委員会と訳すことが多い）。とりわけ，試験プロトコルや同意書・同意説明文書の審査，承認，継続審査を行う。別名として，independent review board（独立審査委員会），independent ethics committee（独立倫理委員会），committee for the protection of human subjects（ヒトを保護するための委員会）と呼ぶこともある。

ITT 解析（intention-to-treat analysis）
　ランダム割り付けされた対象を除外しない解析のこと。
中間解析（interim analysis）
　治療効果をモニターするために，試験の途中で実施されるデータ解析のこと。
研究者（investigator）
　臨床試験を実施する施設における責任者のこと（訳注：医師が研究者となっている治験では，治験責任医師と呼ばれる）。もし試験が施設内のチームで実施される場合はチームの責任者のことであり，主任研究者（principal investigator, PI）と呼ぶこともある。

## M

モニタリング（monitoring）
　臨床試験の進行を監督する行為のこと。プロトコル・標準手順書（SOP）・GCP・規制要件に沿って実施され，記録され，報告されていることを保証する行為のこと。
多施設試験（multicenter trial）
　単一のプロトコルだが，多数の施設で実施される臨床試験のこと。当然ながら複数の研究者で実施される。
多重比較（multiple looks）
　試験途中の複数時点において治療比較を行うこと。
多重エンドポイント（multiple outcomes）
　試験が複数個の異なるエンドポイントを含んでいること。そして，それぞれのエンドポイントに関し治療比較を行おうとする。

## N

帰無仮説（null hypothesis）
　関心のある特徴・状態に関して，集団や群間には差がないとする仮説のこと。
治療必要人数（number needed to treat, NNT）
　1人分よけいに良いアウトカムを得るのに，治療を必要とする患者の人数のこと。

## O

適応外使用（off-label use）
　承認された適応（indications）を超えて，承認薬を使用すること。
アウトカム変数（outcome variable）
　治療効果を評価するために，登録後に何時点かで記録される患者の観察データのこと。

## P

第Ⅰ相試験（phase Ⅰ trial）
　新薬がヒトでテストされる初めての段階のこと．健常人ボランティアを対象に，薬の作用・安全性に関する初期情報を得るために実施する．通常は対照群を設けずに実施する．

第Ⅱ相試験（phase Ⅱ trial）
　新薬がヒトにテストされる第2段階のこと．主に，関心ある疾病や健康状態の患者を対象に実施される．主目的は治療効果に関する初期情報を得ることと，第Ⅰ相試験で得られた安全性情報を更新することである．いつもではないが主に，対照群を設けて計画し，ランダム割り付けを伴う．

第Ⅲ相試験（phase Ⅲ trial）
　新薬がヒトにテストされる第3段階のこと．主に，用量反応関係・有効性・安全性の評価がなされる．通常は対照群を置き，ランダム割り付けを伴う．この段階が完了したら，製薬企業は薬を市販するために，承認審査の手続きを始める．

第Ⅳ相試験（phase Ⅳ trial）
　付与された適応について，薬の長期的な安全性・有効性を評価するために計画された，主にランダム化比較試験のこと．通常はその適応での薬の使用許可が出たあとに実施する．

パイロット研究（pilot study）
　もっと大規模な研究が必要かどうかを見極めるために，計画される準備的な研究のこと．実行可能性研究（feasibility study）も見よ．

プラセボ（placebo）
　薬理学的には作用しない薬品のこと．臨床試験ではしばしば対照群として使用される（訳注：語源は"please"であり，喜ばせる薬のこと．英語ではプラシーボと発音する）．

事後的（*post-hoc*）
　事実が出たあとに明示すること．

市販後調査（postmarketing surveillance）
　薬が市販されたあと，引き続き実施される薬の安全性モニタリングのこと（訳注：頭文字を取りPMSと略すこともある）．

検出力（power）
　帰無仮説が誤りのときに，その帰無仮説を棄却する確率のこと（訳注：逆に言うと，主張したい対立仮説が正しいときにそれを受理する確率なので，自らの仮説が正しいとき統計的有意と結論する確率のこと）．

一次エンドポイント（primary outcome variable）
　試験を計画するとき，あるいは結果の解析に際して，主要なものだと指定した結果変数のこと．試験計画では症例数設計で用いる変数のこと．症例数設計をしないときは，データ解析のハイライトとして使われる（訳注：主要エンドポイントや一次評価項目と訳すこともある）．

プロトコル（protocol）
　試験の目的・計画・方法論・統計的考察・組織を記述する文書のこと。試験の背景や実施理由も含めることが多いが、別の文書にすることもある。

出版バイアス（publication bias）
　ポジティブな結果の研究のほうが出版されやすい、という事実から得られる結果のこと。

p値（p-value）
　観察された検定統計量に対する値のことで、研究を反復実施したら、観察値かそれよりも極端な結果が偶然のみで起こる確率のこと（訳注：p値のpはprobability、つまり確率のことである）。

## Q

QOL（quality of life）
生活の質のこと。

## R

ランダム割り付け（random allocation）
　治療群か対照群へ被験者を割り当てるさい、予見されないように行う方法のこと。割り付けの順序を示すキーコードは隠ぺいしておくが、もし副作用が起きたときにはそのキーを開ける。

ランダム化（randomization）
　バイアスを減らして割り当て順を決めるため、偶然の要素を用いて被験者を治療群か対照群へ割り当てるプロセスのこと（訳注：ランダム割り付けはランダム化の手法を指す）。

組み入れ（recruitment）
　臨床研究に適切な被験者を登録するときに、研究者が選択・除外基準を用いるプロセスのこと。

平均への回帰（regression to the mean）
　1回目の測定で極端な値を示しときに、2回目に生じる現象のこと。平均的に見て、2回目は1回目よりも極端でない方向へ行き（訳注：平均へ近づき）がちである。

## S

症例数設計（sample size calculation）
　試験を計画するときに行う数学的計算のこと。第1種と第2種の過誤で定めた統計的精度を確保するために、必要とされる症例数を決めるときに行う。

重篤な副作用（serious adverse event, SAE），重篤な有害作用（serious adverse drug reaction, serious ADR）
　死亡をはじめ，生命に危険を及ぼす事象，入院を必要とする事象，入院期間の延長をきたす事象，持続的あるいは著しい障害・機能不全，先天性奇形及び出生障害など，きわめて有害な医学的事象のこと。

スポンサー（sponsor）
　臨床試験の開始・管理・財務に責任を有する，個人・会社・機関・組織のこと。

層別割り付け（stratified allocation）
　治療割り付けの方法の一つで，まず患者を一つ以上のベースライン変数でサブグループ（層）に分け，各サブグループの中で治療を割り付ける方法のこと。

サブグループ（subgroup）
　研究対象のなかで，特定の特徴を持った一部分の人たちのこと。たとえば，登録時の年齢45歳未満の男性など。

代用エンドポイント（surrogate outcome）
　患者がどのように感じ，機能し，生存しているかなど臨床的に意味のあるエンドポイントの代わりに用いる，臨床検査値や身体所見データのこと（訳注：代替エンドポイントと訳すこともある）。

システマティック・レビュー（systematic review）
　特定のテーマに関するエビデンスを系統的手法で見つけ，事前に定めた基準に従い吟味・要約した総説のこと。

# T

第1種の過誤（type I error）
　統計用語。帰無仮説が正しいにもかかわらず，それを棄却してしまう（訳注：正しくないと結論する）確率のこと。通常，ギリシャ文字の$\alpha$で表す（訳注：結論が統計的に有意となったとき，この過誤を考慮する必要がある）。

第2種の過誤（type II error）
　統計用語。帰無仮説が誤りにもかかわらず，それを受理してしまう（訳注：正しいと結論する）確率のこと。通常，ギリシャ文字の$\beta$で表す（訳注：結論が非有意となったとき，この過誤を考慮する必要がある）。

## 付録 B ● チェックリストの説明

### 計画法（Design）

1. **患者はランダム化されたか？**

    ランダム化は計画法の必須事項である。なぜなら，ランダム化により既知・未知の危険因子に関して比較群を類似させて比較可能にし，割り付け時の研究者バイアスを取り除けるからだ。さらに，正しい有意水準での統計的検定が可能になる（訳注：ランダム化では確率を導入することにより，検定が正当化される）。非ランダム化試験では，特に新規治療が有利な方向へバイアスが入る。

    論文中の方法の章（Methods）あるいは抄録（Abstract）に，ランダム化（randomized）という用語があるかどうかで見分けられる。被験者は実治療群と対照群へランダム化されたという明確な表現がなかったら，ランダム化はしていないと思ったほうがよい。

2. **患者は治療割り付け群を知らなかったか？**

    もらっている薬がどちらかを患者が知らない単盲検法（single-blind design）だと，症状や副作用を報告する際の患者のバイアスは減らすか避けられる。臨床医と同じように患者も，新規治療のほうが良いという希望や期待を持ってしまいがちなのだ。

    方法の章や抄録には，試験が"単盲検（single-blind）"であると明記すべきである。時には，"被験者には治療割り付けを盲検化した（participants were blinded to treatment assignment）"と書くこともある。"二重盲検（double-blind）"では，研究者のほうも盲検化される。

3. **臨床医やアウトカムデータを収集・評価する人たちへは，治療割り付け群を知らせていなかったか？**

    研究者も治療割り付けを知らない二重盲検法（double-bind designs）では，データ収集・イベント判定時の臨床医・研究者によるバイアスを最小化できる。こうして先入観の影響を減らせるのだ。

    方法の章や抄録には，試験が"二重盲検（double-blind）"であることを明記すべきである。時には，"被験者も臨床医（あるいは研究者）も治療割り付けを盲検化した（both participants and study clinicians (or investigators) were blinded to treatment assignment）"と書くこともある。オープン試験（open-label studies）とは，盲検化していない試験のことである。

4. **対照群にはベストな代替治療を施したか？**

    実治療対照試験では，対照群を現在あるベストな治療にすることは倫理的に必須要

件である。現時点での標準治療を行わないことは許されない。新薬とベストな治療との比較，ベストな治療の上に新薬を使用することは可能である。標準治療がないときのみ，プラセボの使用が許される。

対照群はベストな標準治療，あるいは推奨される標準治療だというエビデンスが見当たらなければ，自分自身で臨床的に判断しなければならない。

5. **一次エンドポイントは明確に示され，正しく評価されたか？**
一次エンドポイント (primary outcome) を事前に定めておくことは基本的要件である。それには，その定義および確認方法を含む。事前の定めがなければバイアスが入り，結果の信ぴょう性は必然的に下がる。論文だけではよく分からなくても，試験プロトコル（ウェブの試験登録サイトから入手）からその情報が得られるだろう。

緒言 (Introduction) の最後に書かれている試験目的があいまいか全般的すぎたら，問題意識を持つべきである。事前に定めた一次エンドポイントを，試験結果に合わせるよう，事後に変更してしまうこともある。

**結果**（Results）

6. **既知の予後因子に関して，開始時にそれぞれの比較群は類似していたか？**
開始時（ベースライン）の予後因子の類似性は，試験結果を正しく解釈するために重要である。予後因子に偏り (imbalances) があると，それが既知であれ未知であれ，結果をゆがめることになる。

比較群の類似性を示す表 (Table) が，ほとんどの論文には含まれている。ランダム化比較試験においても，主たる予後因子に関して偏りが見られれば，それらを考慮した最終解析をすべきである。

7. **患者はほぼすべて治療され，最後まで追跡されたか？**
試験期間中ずっと，患者は決められた治療法を遵守することが試験成功の鍵なのだ。遵守率が低すぎるのは，それが治療に関連しているから問題となる。遵守率が低いのに治療効果を高々と謳う論文には注意しよう。欠損データが多いことも試験の質を疑う要素となる。それが群間で異なっていたら，特に注意しよう。

遵守率の時間経過は，両群ともに示すべきである。

8. **ランダム化された群として患者は解析されたか？**
たとえ定めたプロトコルに従わなくても，患者が当初割り付られた治療群として最終解析すべきである。これが "ITT 解析 (intention-to-treat analysis)" という解析法であり，推奨されている。これを，"実施した治療に基づく解析 (per treatment

administered analysis)"へ決して変更してはならない。ランダム化された患者を解析除外するとランダム化のメリットがなくなり，バイアスを持った結論へ導くことがある。なお，バイアスの方向及び程度についてはよく分かっていない。

方法の章 (Methods) では ITT 解析 (intention-to-treat approach) を行ったと書くべきである。こう書いていない時は，結果の解釈に際して十分注意しよう。

9. **一次エンドポイントの結果は結論に明示され，信頼区間で支持されたか？**
   臨床試験の主たる結論は，事前に定めた一次エンドポイントの結果に基づくべきである。この基本原則が守られないことが多いので，結果を読むときには十分注意すべきである。一次エンドポイントが統計的非有意のときは要注意である。二次エンドポイントで統計的に有意な結果があると，非有意な一次エンドポイントはそっちのけで，有意な二次エンドポイントをクローズアップしてしまうこともある。

   一次エンドポイントの結果にはすべて 95% 信頼区間をつけるべきである。1.0 をまたぐ広い信頼区間や，信頼上限あるいは下限がきわめて 1.0 に近いときは，注意して解釈すべきである（訳注：相対リスクのような相対指標では，2 群間に差がなければ 1.0 という値になる）。

10. **副作用は十分に評価されていたか？**
    副作用やイベントをすべて網羅することこそが，有効性・安全性のバランスを考えるうえで必須である。薬の安全性情報が網羅されていないと感じたら，その報告には気をつけなさい。

    論文にはどの副作用を評価したかを書くべきである。記載が十分かつ完全であるかは，自分自身で臨床的に判断しなさい。不十分であると思ったら，その結果には注意しなさい。

## 解釈 (Interpretation)

11. **研究者には利益相反の可能性はなかったか？**
    利益相反 (COI) を開示している研究者のほうが，COI を開示していない研究者よりも，都合の良い結果や結論になりがちである。開示 (Disclosures) のない論文ではそれが分からないので，注意して解釈すべきである（訳注：開示すべきことはない (no disclosure) と書いてあればよいが，そういった記述が全くない論文は注意が必要だ）。

    開示は通常，考察の章 (Discussion) の最後に書かれている。

## 12. 結果に絶大なる関心をもった組織がスポンサーになっていなかったか？

商業スポンサー支援の試験はそうでない試験に比べて、スポンサーの製品に都合よい結果になりがちである。2種類の実薬同士を比較している試験では、スポンサー側の薬が圧倒的に優れているのだ。財源 (source of funding) も、考察の章 (Discussion) の最後に書かれている。

## 13. 研究の限界 (limitations) が考察されていたか？

完璧な試験などない。試験の限界を研究者は知り、論文中にそれについてコメントすべきである。それにより、読者は見方を修正することができ、試験の信用性も高まるのだ。

試験の限界は通常、考察の章に書かれる。試験の限界を考察していない論文には弱点がある。

### 臨床的有用性 (Clinical importance)

## 14. 研究対象の患者は自分が診療する患者と類似していたか？

臨床試験に組み入れられた患者は、一般診療と比較して低リスク（若年、合併症・併用療法が少ない）である。そこで、あなたの患者への有効性はもっと低いかもしれない。また、高齢で合併症・併用療法のある患者では、副作用はもっと多いかもしれない。

## 15. その治療効果は自分の患者にも十分有用であるか？

"新規治療は既存治療に付加価値を与えているか？" と自問してみよう。つまり、有効性は増し、副作用は減り、価格は下がっただろうか？　新規治療のほうが一般的に高額なので、有効性と安全性をバランスさせて考えないといけない。

# 参考文献

著者について
1. Friedman LM, Furberg CD, DeMets DL. *Fundamentals of Clinical Trials*. New York, Springer-Verlag, 1998 (3rd ed.).
2. DeMets DL, Furberg CD, Friedman LM, eds. *Data Monitoring in Clinical Trials. A Case Studies Approach*. New York, Springer, 2006.

第1章
1. Friedman LM, Furberg CD, DeMets DL. *Fundamentals of Clinical Trials*. New York, Springer-Verlag, 1998 (3rd ed.).
2. Piantadosi S. *Clinical Trials: A Methodologic Perspective*. New York, John Wiley & Sons, Inc., 1997.
3. Pocock S. *Clinical Trials: A Practical Approach*. West Sussex, England, John Wiley & Sons, Ltd., 1983.
4. Simpson J, Speake J. *The Concise Oxford Dictionary of Proverbs*. Oxford, Oxford University Press, 1998.
5. Berra Y. *The Yogi Book. "I Really Didn't Say Everything I Said."* New York. Workman Publishing, 1998.

第2章
1. National Association of Attorneys General. Settlement: Fifty Attorney Generals announce settlement with Pfizer over improper off-label drug marketing. http://www.naag.org/issues/20040513-settlement-pfizer.php.
2. Radley DC, Finkelstein SN, Stafford RS. Off-label prescribing among office-b8sed physicians. *Arch Intern Med* 2006; 166: 1021-6.

第3章
1. Friedman LM, Furberg CD, DeMets DL. *Fundamentals of Clinical Trials*. New York, Springer-Verlag, 1998 (3rd ed.).
2. Guidance for Industry. E6 Good Clinical Practice: Consolidated Guidance. ICH, April 1996. www.fda.gov/cder/guidance/959fnl.pdf.
3. Hypertension Detection and Follow-up Program Cooperative Group: Five-year findings of the Hypertension Detection and Follow-up Program. Reduction in mortality of persons with high blood pressure, including mild hypertension. *JAMA* 1979; 242: 2562-71.
4. Karlowski TR, Chalmers TC, FrenKel LD, et al. Ascorbic acid for common cold. A prophylactic and therapeutic trial. *JAMA* 1975; 231: 1038-42.
5. Parsons HM. What happened at Hawthorne? *Science* 1974; 183: 922-32.
6. Vandenbroucke JP. Benefits and harms of drug treatments. *Br Med J* 2004; 329: 2-3.

第4章
1. Bailey DG, Malcolm J, Arnold O, et al. Grapefruit juice-drug interactions. 1998. *Br J Clin Pharmacol* 2001; 52: 216-7.
2. Cleland JG, Cohen-Solal A, Aguilar JC, et al. Management of heart failure in primary care (the IMPROVEMENT of Heart Failure Programme) : an international survey. *Lancet* 2002; 360: 1631-9.
3. Connolly H, Crary JL, McGoon MD, et al. Valvular heart disease associated with fenfluramine-phentermine. *N Engl J Med* 1997; 337: 581-8.
4. Källén BA, Otterblad-Olausson P, Danielsson B. Is erythromycin therapy teratogenic in humans? *Reprod Toxicol* 2005; 20: 209-14.
5. Kernan WN, Viscoli CM, Brass LM, et al. Phenylpropanolamine and the risk of hemorrhagic stroke. *N Engl J Med* 2000; 343: 1826-32.
6. Laughren T. Premarketing studies in the drug approval process: understanding their limitations regarding the assessment of drug safety. *Clin Ther* 1998; 20 Suppl C: C12-9.
7. Mortimer Ö (1999). Personal communication.
8. Venning GR. Identification of adverse reactions to new drugs II : how were 18 important adverse reactions discovered and with what delays? *Br Med J* 1983; 286: 289-92.
9. World Medical Association Declaration of Helsinki. Ethical principles for medical research involving human subjects. *JAMA* 2000; 284: 3043-5.

第5章
1. Alderson P, Roberts I. Corticosteroids in acute traumatic brain injury: systematic review of randomised controlled trials. *Br Med J* 1997; 314: 1855-9.
2. Cochrane injuries Group Albumin Reviewers. Human albumin administration in critically ill patients: systematic review of randomised Controlled trials. *Br Med J* 1998; 317: 235-40.
3. CRASH Trial Collaborators. Effect of intravenous corticosteroids on death within 14 days in 10008 adults with clinically significant head injury (MRC Crash trial): randomized placebo-controlled trial. *Lancet* 2004; 364: 1321-8.
4. Jüni P, Nartey L, Reichenback S, Sterchi R, Dieppe PA, Egger M. Risk of cardiovascular events and rofecoxib: cumulative meta-analysis. *Lancet* 2004; 364: 2021-9.
5. LeLorier J, Gregoire G, Benhaddad A, et al. Discrepancies between meta-analyses and subsequent large randomized, controlled trials. *N Engl J Med* 1997; 337: 536-42.
6. Rothstein H, Sutton A, Borenstein M (eds). *Publication Bias in Meta-analysis: Prevention, Assessment, and Adjustments*. London, John Wiley & Sons, Ltd., 2005.
7. The SAFE Study Investigators: A comparison of albumin and saline for fluid resuscitation in the intensive care unit. *N Engl J Med* 2004; 350: 2247-56.
8. Sauerland S, Maegele M. A CRASH landing in severe head injury. *Lancet* 2004; 364: 1291-2.

9. Young D. ASHP News: Congress investigates FDA's handling of antidepressant safety information. November 1, 2004. http://www.ashp.org/news/ShowArticle.cfm?id=8375.

第 6 章
1. Doll R, Hill AB. The mortality of doctors in relation to their smoking habits. A preliminary report. *Br Med J* 1954; 4877: 1451-5.
2. Doll R, Peto R, Boreham J, et al. Mortality in relation to smoking: 50 years' observations on male British doctors. *Br Med J* 2004; 328: 1519-27.
3. Kernan WN, Viscoli CM, Brass LM, et al. Phenylpropanolamine and the risk of hemorrhagic stroke. *N Engl J Med* 2000; 343: 1826-32.
4. McBride WG. Thalidomide and congenital abnormalities. *Lancet* 1961; 278: 1358.
5. Venning GR. Identification of adverse reactions to new drugs II : how were 18 important adverse reactions discovered and with what delays? *Br Med J* 1983; 286: 289-92.

第 7 章
1. Hulley S, Grady D, Bush T, et al. Randomized trial of estrogen plus progestin for secondary prevention of coronary heart disease in post-menopausal women. heart: and Estrogen/progestin Replacement Study (HERS) Research Group. *JAMA* 1998; 280: 605-13.
2. Jick H, Zornberg GL, Jick SS, et al. Statins and the risk of dementia. *Lancet* 2000; 356: 1627-31.
3. Petitti DB. Hormone replacement therapy and heart disease prevention. Experimentation trumps observation. *JAMA* 1998; 280: 650-2.
4. Rockwood K, Kirkland S, Hogan DB, et al. Use of lipid-lowering agents, indication bias, and the risk of dementia in community-dwelling elderly people. *Arch Neurol* 2002; 59: 223-7.
5. Venning GR. Validity of anecdotal reports of suspected adverse drug reactions: the problem of false alarms. *Br Med J* 1982; 284: 249-52.
6. Wolozin B, Kellman W, Ruosseau P, et al. Decreased prevalence of Alzheimer disease associated with 3-hydroxy-3 methyglutaryl coenzyme A reductase inhibitors. *Arch Neurol* 2000; 57: 1439-43.
7. Writing Group for the Women's Health Initiative Investigators. Risks and benefits of estrogen plus progestin in healthy postmenopausal women. Principal results from the Women's Health Initiative randomized controlled trial. *JAMA* 2002; 288: 321-33.

第 8 章
1. Chan A-W, Hróbjartsson A, Haahr MT, et al. Empirical evidence for selective reporting of outcomes in randomized trials. Comparison of protocols to published articles. *JAMA* 2004; 291: 2457-65.
2. Chan A-W, Krleza-Jeric K, Schmid I, et al. Outcome reporting bias in randomized trials funded by the Canadian Institutes of Health Research. *CMAJ* 2004; 171: 735-40.

3. DeAngelis CD, Drazen JM, Frizelle FA, et al. Clinical trial registration: a statement from the International Committee of Medical Journal Editors. *JAMA* 2004; 292: 1363-4.
4. Goudie RB. The birthday fallacy and statistics of Icelandic diabetes. *Lancet* 1981; 2: 1173.
5. Haug C, Gøtzsche PC, Schroeder TV. Registries and registration of clinical trials. *N Engl J Med* 2005; 353: 2811-2.
6. Sears MR, Taylor DR, Print CG, et al. Regular inhaled $\beta$-agonist treatment in bronchial asthma. *Lancet* 1990; 336: 1391-6.
7. Sim I, An-Wen C, Gülmezoglu AM, et al. Clinical trial registration: transparency is the watchword. *Lancet* 2006; 367: 1631-3.
8. Zarin DA, Tse T, Ide NC. Trial registration at ClinicalTrials.gov between May and October 2005. *N Engl J Med* 2005; 353: 2779-87.

第9章
1. Hansson L, Lindholm LH, Niskanen L, et al. Effect of angiotensin-converting-enzyme inhibition compared with conventional therapy on cardiovascular morbidity and mortality in hypertension: the Captopril Prevention Project (CAPPP) randomised trial. *Lancet* 1999; 353: 611-6.
2. Peto P. Failure of randomization by "sealed" envelope. *Lancet* 1999; 354: 73.

第10章
1. Hulley S, Grady D, Bush T, et al. Randomized trial of estrogen plus progestin for secondary prevention of coronary heart disease in post-menopausal women. Heart and Estrogen/progestin Replacement Study (HERS) Research Group. *JAMA* 1998; 280: 605-13.
2. Karlowski TR, Chalmers TC, Frenkel LD, et al. Ascorbic acid for common cold. A prophylactic and therapeutic trial. *JAMA* 1975; 231: 1038-42.

第11章
1. DuBeau CE, Yalla SV, Resnick NM. Implications of the most bothersome prostatism symptom for clinical care and outcomes research. *J Amer Geriatr Soc* 1995; 43: 985-92.

第12章
1. Croog SH, Levine S, Testa MA, et al. The effects of antihypertensive therapy on the quality of life. *N Engl J Med* 1986; 314: 1657-64.
2. Jachuck SJ, Brierley H, Jachuck S, et al. The effect of hypotensive drugs on the quality of life. *J R Coll Gen Pract* 1982; 32: 103-5.

第13章
1. DeMets DL, Califf RM. Lessons learned from recent cardiovascular clinical trials: Part I. *Circulation* 2002; 106: 746-751.

2. Echt DS, Liebson PR, Mitchell LB, et al. Mortality and morbidity in patients receiving encainide, flecanide or placebo. The Carldiac Arrhythmia Suppression Trial. *N Engl J Med* 1991; 324: 781-8.
3. Fleming TR, DeMets DL. Surrogate end points in clinical trials: Are we being mislead? *Ann Intern Med* 1996; 125: 605-13.
4. Hulley S, Grady D, Bush T, et al. Randomized trial of estrogen plus progestin for secondary prevention of coronary heated disease in post-menopausal women. Heart: and Estrogen/progestin Replacement Study (HERS) Research Group. *JAMA* 1998; 280: 605-13.
5. Riggs BL, Hodgson SF, O'Fallon WM, et al. Effect of fluoride treatment on the fracture rate in postmenopausal women with osteoporosis. *N Engl J Med* 1990; 322: 802-9.
6. Temple RJ. A regulatory authority's opinion about surrogate endpoints. In Nimmo WS, Tucker GT, eds: *Clinical Measurement in Drug Evaluation*. New York, John Wiley & Sons, Inc., 1995.

## 第 14 章

1. Bombardier C, Laine L, Reicin A, et al. Comparison of upper gastrointestinal toxicity of rofecoxib and naproxen in patients with rheumatoid arthritis. VIGOR Study Group. *N Engl J Med* 2000; 343: 1520-8.
2. Bresalier RS, Sandler RS, Quan H, et al. Cardiovascular events associated with rofecoxib in a colorectal adenoma chemoprevention trial. *N Engl J Med* 2005: 352: 1092-102.
3. Furberg CD, Levin AA, Gross PA, Shapiro RS, Strom BL. FDA and drug safety – a proposal for sweeping changes. *Arch Intern Med* 2006; 166: 1938-42
4. Gunnell D, Ashby D. Antidepressants and suicide: what is the balance of benefit and harm. *Br Med J* 2004; 329: 34-8.
5. Ioannidis JP, Lau J. Completeness of safety reporting in randomized trials: an evaluation of 7 medical areas. *JAMA* 2001; 285: 437-43.
6. Kelly WN. Can the frequency and risks of fatal adverse drug events be determined? *Pharmacotherapy* 2001; 21: 521-7.
7. Lazarou J, Pomeranz BH, Corey PN. Incidence of adverse drug reactions in hospitalized patients: a meta-analysis of prospective studies. *JAMA* 1998; 279: 1200-5.
8. Pirmohamed M, James S, Green C, et al. Adverse drug reactions as cause of admission to hospital: prospective analysis of 18,820 patients. *Br Med J* 2004; 329: 15-9.
9. Silverstein FE, Faich G, Goldstein JL, et al. Gastrointestinal toxicity with celecoxib vs non-steroidal anti-inflammatory drugs for osteoarthritis and rheumatoid arthritis: the CLASS study: a randomized controlled trial. Celecoxib Long-term Arthritis Safety Study. *JAMA* 2000; 284: 1247-55.
10. Solomon S, McMurray JJV, Pfeffer MA, et al. Cardiovascular risk associated with celecoxib in clinical trial for colorectal adenoma prevention. *N Engl J Med* 2005; 352: 1071-80.

11. Strom BL. Potential for conflict of interest in the evaluation of suspected adverse drug reactions: a counterpoint. *JAMA* 2004; 292: 2643-6.
12. Wang PS, Bohn RL, Glynn RJ, et al. Hazardous benzodiazepine regimens in the elderly: effects of half-life, dosage, and duration on risk of hip fracture. *Am J Psychiatry* 2001; 158: 892-8.

第15章
1. Furberg CD, Hawkins CM, Lichstein E, for the Beta-Blocker Heart Attack Trial Study Group. Effect of propranolol in postinfarction patients with mechanical or electrical complications. *Circulation* 1984; 69: 761-5.
2. Kaariainen l, Sipponen P, Siurala M. What fraction of hospital ulcer patients is eligible for prospective drug trials? *Scand J Gastroenterol* 1991; 186: 73-6.
3. Psaty BM, Rhoads C, Furberg CD. Evidence-based medicine. Worship of form and treatment of high blood pressure. *J Gen Intern Med* 2000; 15: 755-6.
4. Rochon PA, Berger PB, Gordon M. The evolution of clinical trials: inclusion and representation. *CMAJ* 1998; 159: 1373-4.

第16章
1. Anturane Reinfarction Trial Research Group: Sulfinpyrazone in the prevention of sudden death after myocardial infarction. *N Engl J Med* 1980; 302: 250-6.
2. Coronary Drug Project Research Group. Influence of adherence to treatment and response of cholesterol on mortality in the Coronary Drug Project. *N Engl J Med* 1980; 303: 1038-41.
3. Granger BB, Swedberg K, Ekman I, et al. for the CHARM investigators. Adherence to candesartan and placebo and outcomes in chronic heart failure in the CHARM programme: double-blind, randomised, controlled clinical trial. *Lancet* 2005; 366: 2005-11.
4. Simpson SH, Eurich DT, Majumdar SR, et al. A meta-analysis of the association between adherence to drug therapy and mortality. *Br Med J*, 2006; 333: 15; doi: 10.1136/ bmj.38875.675486.55.
5. Temple R, Pledger GW. The FDA's critique of the Anturane Reinfarction Trial. *N Engl J Med* 1980; 303: 1488-92.

第17章
1. Carlberg B, Samuelsson O, Lindholm LH. Atenolol in hypertension: is it a wise choice? *Lancet* 2004; 364: 1684-9.
2. Dahlöf B, Devereux RB, Kjeldsen SE, et al. Cardiovascular morbidity and mortality in the Losartan Intervention For Endpoint reduction in hypertension study (LIFE) : a randomised trial against atenolol. *Lancet* 2002; 359: 995-1003.
3. Dahlöf B, Sever PS, Poulter NR, et al. for the ASCOT investigators. Prevention of cardiovascular events with an antihypertensive regimen of amlodipine adding perindopril as required versus atenolol adding bendroflumethiazide as required, in the

Anglo-Scandinavian Cardiac Outcomes Trial-Blood Pressure Lowering Arm (ASCOT-BPLA): a multicentre randomized controlled trial. *Lancet* 2005; 366: 895-906.

4. Danish Omeprazole Study Group. Omeprazole and cimetidine in the treatment of ulcers of the body of the stomach: a double blind comparative trial. *Br Med J* 1989; 298: 645-7.

5. Dormandy JA, Charbonnel B, Eckland DJA, et al. on behalf of the PROactive investigators. Secondary prevention of macrovascular events in patients with type 2 diabetes in the PROactive Study (PROspective pioglitAzone Clinical Trial in macroVascular Events): a randomized controlled trial. *Lancet* 2005; 366: 1279-89.

6. Freemantle N, Cleland J, Young P, Mason J, Harrison J. $\beta$-blockade after myocardial infarction: systematic review and meta regression analysis. *Br Med J* 1999; 318: 1730-7.

7. Francis CW, Berkowitz SD, Comp PC, et al. Comparison of ximelagatran with warfarin for the prevention of venous thromboembolism after total knee replacement. *N Engl J Med* 2003; 349: 1703-12.

8. Heres S, Davis J, Maino K, et al. Why olanzapine beats risperidone, risperidone beats quetiapine, and quetiapine beats olanzapine: An exploratory analysis of head-to-head comparison studies of second-generation antipsychotics. *Am J Psychiatry* 2006; 163: 185-94.

9. Johansen HK, Gøtzsche PC. Problems in the design and reporting of trials of antifungal agents encountered during meta-analysis. *JAMA* 1999; 282: 1752-9.

10. Jørgensen KJ, Johansen HK, Gøtzsche PC. Flaws in design, analysis and interpretation of Pfizer's antifungal trials of voriconazole and uncritical subsequent quotations. *Trials* 2006; 7: 3.

11. Kahrilas PJ, Falk GW, Johnson DA, et al. Esomeprazole improves healing and symptom resolution as compared with omeprazole in reflux oesophagitis patients: a randomized controlled trial. The Esomeprazole Study Investigators. *Aliment Pharmacol Ther* 2000; 14: 1249-58.

12. Lindholm LH, Carlberg B, Samuelsson O. Should $\beta$-blockers remain first choice in the treatment of primary hypertension? A meta-analysis. *Lancet* 2005; 366: 1545-53.

13. Poole-Wilson RA, Swedberg K, Cleland JG, et al. Comparison of carvedilol and metoprolol on clinical outcomes in patients with chronic heart failure in the Carvedilol Or Metoprolol European Trial (COMET): randomised controlled trial. *Lancet* 2003; 362: 7-13.

14. Psaty BM, Lumley T, Furberg CD, et al. Health outcomes associated with various antihypertensive therapies used as first-line agents. A network meta-analysis. *JAMA* 2003; 289: 2534-44.

15. Psaty BM, Weiss N, Furberg CD. Recent trials in hypertension. Compelling science or commercial speech? *JAMA* 2006; 295: 1704-6.

16. Rochon PA, Gurwitz JH, Simms RW, et al. A study of manufacturer-supported trials of nonsteroidal anti-inflammatory drugs in the treatment of arthritis. *Arch Intern Med* 1994; 154: 157-63.

17. Watson P, Stjernchantz J. A six-month, randomized, double-masked study comparing latanoprost with timolol in open-angle glaucoma and ocular hypertension. The Latanoprost Study Group. *Ophthalmology* 1996; 103: 126-37.
18. World Medical Association Declaration of Helsinki. Ethical principles for medical research involving human subjects. *JAMA* 2000; 284: 3043-5.

第18章
1. Briel M, Schwartz GC, Thompson PL et al. Effects of early treatment with statins on short-term clinical outcomes in acute coronary syndromes. A meta-analysis of randomized controlled trials. *JAMA* 2006; 295: 2046-56.
2. Dahlöf B, Deveveux RB, Kjeldsen SE, et al. Cardiovascular morbidity and mortality in the Losartan Intervention For Endpoint reduction in hypertension study (LIFE) : a randomised trial against atenolol. *Lancet* 2002; 359: 995-1003.
3. Dormandy JA, Charbonnel B, Eckland DJA, et al. on behalf of the PROactive investigators. Secondary prevention of macrovascular events in patients with type 2 diabetes in the PROactive Study (PROspective pioglitAzone Clinical Trial in macroVascular Events) : a randomized controlled trial. *Lancet* 2005; 366: 1279-89.
4. Freemantle N, Calvert M, Wood J, et al. Composite outcomes in randomized trials: greater precision but with greater uncertainty? *JAMA* 2003; 289: 2554-9.
5. Schwartz GG, Olsson AG, Ezekowitz MD, et al. Effects of atorvastatin on early recurrent ischemic events in acute coronary syndromes. The MIRACL Study: a randomized controlled trial. *JAMA* 2001; 285: 1711-8.

第19章
1. Collins R, Peto R, Armitage J. The MRC/BHF Heart Protection Study: preliminary results. *Int J Clin Pract* 2002; 56: 53-6.
2. Graham DJ, Staffa JA, Shatin D, et al. Incidence of hospitalized rhabdomyolysis in patients with lipid-lowering drugs. *JAMA* 2004; 292: 2585-90.
3. PROGRESS Collaborative Group: Randomised trial of perindopril-based blood pressure-lowering regimen among 6105 individuals with previous stroke or transient ischaemic attack. *Lancet* 2001; 358: 1033-41.
4. Psaty BM, Furberg CD, Ray WA, et al. Potential for conflict of interest in the evaluation of suspected adverse drug reactions: use of cerivastatin and risk of rhabdomyolysis. *JAMA* 2004; 292: 2622-31.
5. Robins SJ, Collins D, Wittes JT, et al. Relation of gemfibrozil treatment and lipid levels with major coronary events. VA-HIT: A randomized controlled trial. *JAMA* 2001; 285: 1585-91.
6. Scandinavian Simvastatin Survival Study Group. Randomised trial of cholesterol lowering in 4444 patients with coronary heart disease: the Scandinavian Simvastatin Survival Study (4S). *Lancet* 1994; 344: 1383-9.
7. The ALLHAT officers and coordinators for the ALLHAT collaborative research group: Major outcomes in high-risk hypertensive patients randomized to angiotensin-

# 参考文献

converting enzyme inhibitor or calcium channel blocker vs diuretic; the antihypertensive and lipid-lowering treatment to prevent heart attack trial. *JAMA* 2002; 288: 2981-97.

## 第 20 章

1. Angell M, Utiger RD, Wood AJ. Disclosure of authors' conflicts of interest: a follow-up. *N Engl J Med* 2000; 342: 586-7.
2. Barnes DE, Bero LA. Why review articles on the health effects of passive smoking reach different conclusions. *JAMA* 1998; 279: 1566-70.
3. Cain DM, Loewenstein G, Moore DA. The dirt on coming clean: perverse effects of disclosing conflicts of interest. *J Legal Studies* 2005; 34: 1-25.
4. Djulbegovic B, Lacevic M, Cantor A, et al. The uncertainty principle and industry-sponsored research. *Lancet* 2000; 356: 635-8.
5. Chaudhry S, Schroter S, Smith R, Morris J. Does declaration of competing interests affect readers' perceptions? A randomised trial. *Br Med J* 2002; 325: 1391-2.
6. Heres S, Davis J, Maino K, et al. Why olanzapine beats risperidone, risperidone beats quetiapine, and quetiapine beats olanzapine: An exploratory analysis of head-to-head comparison studies of second-generation antipsychotics. *Am J Psychiatry* 2006; 163: 185-94.
7. Kjaergard LL, Als-Nielsen S. Association between competing interests and authors' conclusions: epidemiological study of randomised clinical trials; published in the *BMJ*. Available online at http://bmj.com/cgi/content/full/325/7358/249#BIBL.
8. Lexchin J, Bero LA, Djulbegovic B, Clark O. Pharmaceutical industry sponsorship and research outcome and quality: systematic review. *Br Med J* 2003; 326: 1167-70.
9. Ridker PM. Torres J. Reported outcomes in major cardiovascular clinical trials funded by for profit and not-for-profit organizations: 2000-2005. *JAMA* 2006; 295: 2270-4.
10. Stelfox HT, Chua G. O'Rourke K. Detsky AS. Conflict of interest in the debate over calcium-channel antagonists. *N Engl J Med* 1998; 338: 101-6.

## 第 21 章

1. Chan A-W, Altman DG. Epidemiology and reporting of randomised trials published in PubMed journals. *Lancet* 2005; 365: 1159-62.
2. Chan A-W, Altman DG. Identifying outcome reporting bias in randomised trials on PubMed: review of publications and survey of authors. *Br Med J* 2005; 330: 753-9.
3. Melander H, Ahiqvist-Rastad J, Meijer G, Beermann B. Evidence b(i)ased medicine-selective reporting from studies sponsored by pharmaceutical industry: review of studies in new drug applications. *Br Med J* 2003; 326: 1171-3.
4. Mills EJ. Wu P, Gagnier J. Devereaux PJ. The quality of randomized trial reporting in leading medical journals since the revised CONSORT statement. *Contemp Clin Trials* 2005; 26: 480-7.
5. O'Shea JC, Califf RM. International differences in cardiovascular clinical trials. *Am Heart J* 2001; 141: 866-74.
6. Relman AS. Are we a filter or a sponge? *N Engl J Med* 1978; 299: 197.

7. Rothstein H. Sutton A, Borenstein M(eds). *Publication Bias in Meta-analysis: Prevention, Assessment, and Adjustments*. London. Jonn Wiley & Sons, Ltd., 2005.
8. Vickers A, Goyal N, Harland R. Rees R. Do certain counties produce only positive results? A systematic review of controlled trials. *Controlled Clin Trials* 1998; 19: 159-66.

第22章
1. ISIS-2 (Second International Study of Infarct Survival) Collaborative Group. Randomized trial of intravenous streptokinase, oral aspirin, both or neither, among 17187 cases of suspected acute myocardial infarction: ISIS-2. *Lancet* 1988; ii: 349-60.
2. Oakes D, Moss AJ, Fleiss JL, et al. Use of compliance measures in an analysis of the effect of diltiazem on mortality and reinfarction after myocardial infarction. *J Am Stat Assoc* 1993; 88: 44-9.
3. Peto R. Statistical aspects of cancer trials, In Halnan KE, ed: *Treatment of Cancer*. London, Chapman & Hall, 1982.

第23章
1. Furberg CD, Herrington DM, Psaty BM. Are drugs within a class interchangeable? *Lancet* 1999; 354: 1202-4.
2. Furberg CD. Pitt B. Are all angiotensin-converting enzyme inhibitors interchangeable? *J Am Coll Cardiol* 2001; 37: 1456-60.
3. Luzier AB, Forrest A, Adelman M, et al. Impact of angiotensin-converting enzyme inhibitor underdosing on rehospitalization rates in congestive heart failure. *Am J Cardiol* 1998; 82: 465-9.
4. Pitt B, O'Neill B, Feldman R, et al. The QUinapril Ischemic Event trial (QUIET): Evaluation of chronic ACE inhibitor therapy in patients with ischemic heart disease and preserved left ventricular function. *Am J Cardiol* 2001; 87: 1058-63.
5. PROGRESS Collaborative Group: Randomised trial of perindopril-based blood pressure-lowering regimen among 6105 individuals with previous stroke or transient ischaemic attack. *Lancet* 2001; 358: 1033-41.

第24章
1. Bell CM, Urbach DR, Ray JG, et al. Bias in published cost effectiveness studies: systematic review. *Br Med J* 2006; 332: 699-703.
2. Cranor CW, Bunting BA, Christensen DB. The Asheville Project: Long-term clinical and economic outcomes of a community pharmacy diabetes care program. *J Am Pharm Assoc* 2003; 43: 173-84.
3. Friedberg M, Saffran B, Stinson TJ, et al. Evaluation of conflict of interest in economic analyses of new drugs used in oncology. *JAMA* 1999; 282: 1453-7.
4. Hill SR, Mitchell AS, Henry DA. Problems with the interpretation of pharmacoeconomic analyses. A review of submissions to the Australian pharmaceutical benefits scheme. *JAMA* 2000; 283: 2116-21.

5. Hillman AL, Eisenberg JM, Pauly MV, et al. Avoiding bias in the conduct and reporting of cost-effectiveness research sponsored by pharmaceutical companies. *N Engl J Med* 1991: 324: 1362-5.
6. Kassirer JP, Angell M. The journal's policy on cost-effectiveness analyses. *N Engl J Med* 1994; 331: 669-70.
7. Paterson ML. Cost-benefit evaluation of a new technology for treatment of peptic ulcer disease. *Manage Decis Econ* 1983; 4: 50-62.

第 25 章
1. Djulbegovic B. Lifting the fog of uncertainty from the practice of medicine. *Br Med J* 2004; 329: 1419-20.
2. Guyatt GH, Sackett DL, Cook DJ. Users' Guides to the Medical Literature: II . How to use an article about therapy or prevention: A. Are the results of the study valid? *JAMA* 1993; 270: 2598-601.
3. Guyatt GH, Rennie D. *Users' Guides to the Medical Literature: Essentials of Evidence-Based Clinical Practice*. Chicago, IL, AMA Press, 2002.

第 26 章
1. Collins R, Julian D. British Hearth Foundation surveys (1987 and 1989) of United Kingdom treatment policies for acute myocardial infarction. *Br Heart J* 1991; 66: 250-5.
2. Friedman L, Wenger NK, Knetterud GL. Impact of the Coronary Drug Project findings on clinical practice. *Controlled Clin Trials* 1983; 4: 513-22.
3. Furberg RD, Furberg CD. Evaluating professional performance in cardiovascular medicine. *Evid Based Cardiovas Med* 2006; 10: 75-8.
4. Grol R, Grimshaw J. From best evidence to best practice: effective implementation of change in patients' care. *Lancet* 2003; 362: 1225-30.
5. Hyman DJ, Pavlik VN. Self-reported hypertension treatment practices among primary care physicians. Blood pressure thresholds, drug choices, and the role of guidelines and evidence-based medicine. *Arch Intern Med* 2000; 160: 2281-6.
6. Lamas GA, Pfeffer MA, Hamm P, et al. Do the results of randomized clinical trials of cardiovascular drugs influence medical practice? *N Engl J Med* 1992; 327: 241-7.
7. McGlynn EA, Asch SM, Adams J, et al. The quality of health care delivered to adults in the United States. *N Engl J Med* 2003; 348: 2635-45.
8. Reiffel JA, Cook JR. Physician attitudes toward the use of type IC antiarrhythmics after the Cardiac Arrhythmia Suppression Trial (CAST). *Am J Cardiol* 1990; 66: 1262-4.
9. Williams SC, Schmaltz SP, Morton DJ, et al. Quality of care in US hospitals as reflected by standardized measures, 2002-2004. *N Engl J Med* 2005; 353: 265-74.

# 索 引

## あ

アルブミン製剤 26
アンジオテンシン受容体拮抗薬 (ARB)
　21, 83
医学雑誌 96-99
一般化可能性 98
横断研究 28, 30, 35
オッズ比 31

## か

解析除外 70-74
仮説 37-41
　一次 38
　二次 38
偏り (群間の) 44
カルシウム拮抗薬 69, 92, 104, 109
観察研究 11, 28-33, 34-36
患者という標識 8
偶然の結果 102
グリタゾン系薬 80, 85, 109
経済分析 112-115
血栓予防 79
原因 63
研究対象 67
健康ボランティア効果 69
抗真菌薬 78
抗精神病薬 75, 93
抗生物質 102, 110
抗不整脈薬 59, 64, 124
ゴールドスタンダード 15
コクラン共同計画 3, 17
コホート研究 28, 32, 36
コルチコステロイド 25

根拠に基づく医療 (EBM) 2, 130

## さ

サイアザイド系利尿薬 64, 76
最適な医療にとっての障害 125
サブグループ解析 104
サロゲートエンドポイント → 代用エンドポイント
事後的 (post-hoc) 11, 24, 40, 65, 102, 104-106, 114, 133
施設内審査委員会 (IRB) 10, 21, 80, 131
事前に (a priori) 37-38, 105
実施した治療に基づく解析 73
実績値 126
質的研究 28, 32, 36
疾病登録 32
実薬 (実治療) 対照試験 75-81, 129
遮蔽化 → 盲検化・遮蔽化
症状の改善 50-53
症状の程度 52
症例集積 28, 30, 35
症例対照研究 28, 30, 36
症例報告 28-30, 35
信頼区間 (CI) 105, 130
診療現場 123-127
スタチン 34, 82, 89, 110
スポンサー 75, 80, 93, 135
生活の質 → QOL
選択的セロトニン再取り込み阻害薬
　 (SSRI) 24, 98
先天異常 29
相対リスク (RR) 31, 105

## た

対照群　11
代表性　67-69
代用エンドポイント　6, 58-61, 135
代用マーカー　87-90, 108
多重検定　38, 39, 56, 103
単盲検　46
チェックリスト（論文吟味のための）
　　120, 136
著者　91-95
治療ガイドライン　123
治療のゴール　4
データ欠損　71
適応外使用　8, 132
適格基準　70
点眼剤　79
点推定　100
統計的検出力　101
統計的検定　103
統計的有意　100-106
同種同効　107-111
登録研究　28, 32

## な

二重盲検　46, 130

## は

バイアス　129
　出版　23, 97-99, 134
　スポンサー　80, 93
　選択　34, 69
　想起　34
　適応　34
　判定　14

バイオ統計学者　100-106
バイオマーカー　58-61, 87-90
反復検定　103
比較可能性（治療群の）　42-45
非ステロイド性抗炎症薬（NSAIDs）
　　65, 68, 77, 110
批判的吟味　2, 119
ヒポクラテスの誓い　1
費用対効果　112-115
複合エンドポイント　82-86
副作用　62-66, 129
　重篤度　62
　遅発性　17
　報告　65
　まれな　16
　予期しない　18-19
服薬遵守　6, 73, 129
プロトコル違反　70
プロトンポンプ阻害薬　77
米国国立衛生研究所（NIH）　14, 47
米国国立心肺血液研究所（NHLBI）　59
ヘルシンキ宣言　20, 130
便益と害のバランス　2, 4-9, 84
ホーソン効果　12, 131
ホルモン補充療法　34

## ま

まずは害のないこと　1
メタ解析　10, 25-27, 117
盲検化した観察者　49
盲検化・遮蔽化　10, 14, 46-49, 129

## や

薬物相互作用　7
有意水準　84, 104

有害反応 → 副作用

## ら

ランダム化　10, 13, 134
　層別割り付け　43, 135
臨床試験
　長所　10-15
　短所　16-21
　定義　10
　登録　40
　倫理上の制約　20

## 英

*a prior* → 事前に
ACE 阻害薬　19, 21, 55, 64, 108
ALLHAT 試験　88
ARB → アンジオテンシン受容体拮抗薬
ART 試験　72
ASCOT 試験　76
β 遮断薬　68, 78, 109
Captopril Prevention Project　44
CAST 試験　59, 64
CDP 試験　73, 124
CLASS 試験　65
ClinicalTrials.gov　40
COMET 試験　78
COX-2 阻害薬　65, 69, 110
CRASH 試験　26

EBM → 根拠に基づく医療
FDA　7, 19, 40, 44, 61, 63-66, 72, 84, 92, 107
GCP 基準　11, 131
$H_2$ ブロッカー　68, 112
Heart Protection Study　87
HERS 試験　47, 59
HRQL　54-57
IRB → 施設内審査委員会
ISIS-2 試験　105, 124
ITT 解析　71, 132
LIFE 試験　76, 83
MedWach　66
MIRACL 試験　82
NHLBI → 米国国立心肺血液研究所
NIH → 米国国立衛生研究所
NSAIDs → 非ステロイド性抗炎症薬
*post-hoc* → 事後的
PROactive 試験　80, 85
PROBE 法　48
PROGRESS 試験　88
PubMed　117
QALY　54, 113
QOL　6, 54-57, 134
4S 試験　89
first do no harm → まずは害のないこと
SSRI → 選択的セロトニン再取り込み阻害薬
VA-HIT 試験　87
VAS (visual analog scale)　52
VIGOR 試験　65

## 著者について

Bengt D. Furberg, M.D., Ph.D.
弟のベント・D・ファーバーグ先生は，スウェーデン・ウプサラ大学の臨床生理学准教授で，内科学の認定専門医である。彼は20年間診療に携わり，多領域にわたる臨床試験を実施してきた。製薬企業で10年間医学部長（medical director）を務めたあと，医学コンサルタントとなり，医薬品・医療機器の安全性・有効性を評価し，EBMの推進に尽力した。

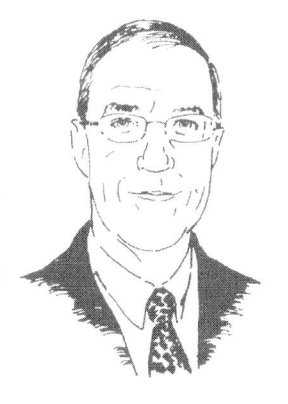

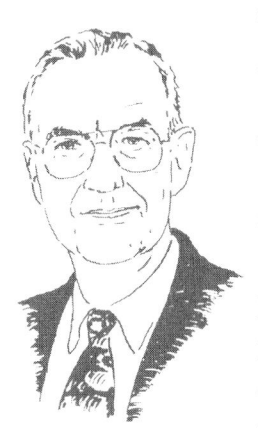

Curt D. Furberg, M. . Ph. D.
兄のカート・D・ファーバーグ先生は，米国ノースキャロライナ州にあるウェイク・フォレスト大学医学部の公衆衛生学部門の教授である。スウェーデンで医学研修を終えたあと米国へ渡り，米国国立衛生研究所（NIH）の心肺血液研究所（NHLBI）に12年間勤務。この間，彼は臨床試験部（Clinical Trials Branch）の部長を務めた。彼の関心分野は臨床試験，EBM，薬の安全性である。また「Fundamentals of Clinical Trials[1]」や「Data Monitoring in Clinical Trials, A Case Studies Approach[2]」の共著者でもある。

私たちは"試行錯誤（trial and error）"を通して，臨床研究に関する知識をたくさん身につけてきた．本書で述べられた問題の大半は個人的経験に基づくものである．

　本書や前の版に関し，多くの貴重なコメントや示唆をいただいた同僚に大変感謝する．Graham May 博士，Lawrence Friedman 博士，Bruce Psaty 博士，Susan Margitić さんには特に感謝する．また，Mark Espeland 博士，Michelle Naughton 博士，Lynne Fox さんには建設的な示唆を賜り，Sarah Hutchens さんには事務的支援を賜った．

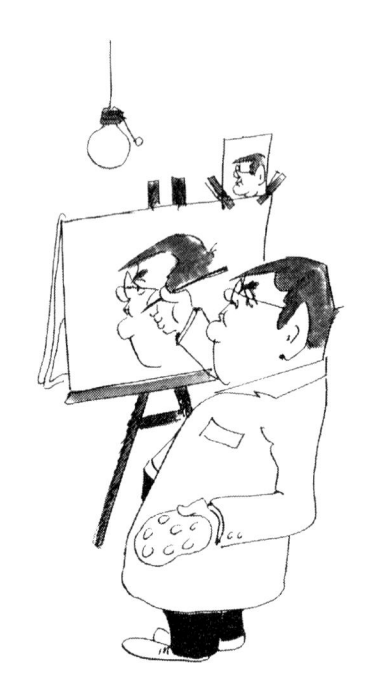

Nils Simonson, M.D. による風刺漫画
(Östersund, Sweden)

―もう終わりかい？

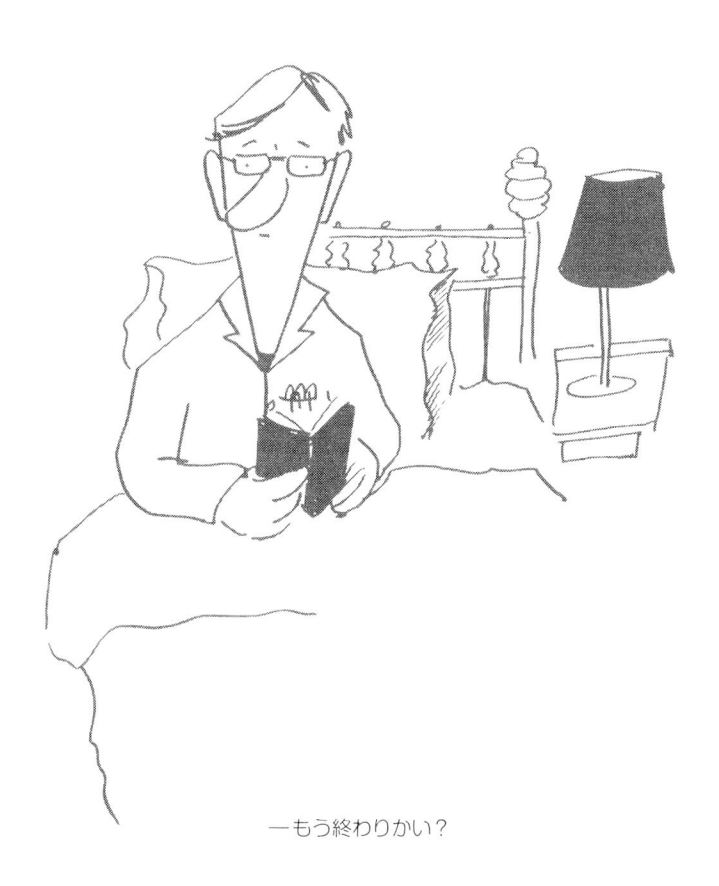

監訳者略歴

## 折笠 秀樹（おりがさ ひでき）

1978年　東京理科大学理学部応用数学科卒業
米国 North Carolina 大学・公衆衛生学大学院卒業
1985年　MS in Biostatistics 取得
1988年　PhD in Biostatistics 取得
1992年　自治医科大学付属大宮医療センター助手
1994年　富山医科薬科大学医学部教授
2005年　富山大学（統合のため名称変更）医学部教授
2006年　富山大学大学院医学薬学研究部教授（現職）


### 臨床研究を正しく評価するには
Dr.ファーバーグが教える26のポイント
第2版

2013年8月23日発行

監　訳　折笠 秀樹
発行所　ライフサイエンス出版株式会社
　　　　〒103-0024 東京都中央区日本橋小舟町8-1
　　　　TEL 03-3664-7900（代）FAX 03-3664-7734
　　　　http://www.lifescience.co.jp/
印刷所　三報社印刷株式会社

Printed in Japan
ISBN 978-4-89775-313-3 C3047
© ライフサイエンス出版 2013

JCOPY 〈（社）出版者著作権管理機構 委託出版物〉
本書の無断複写は著作権法上での例外を除き禁じられています。複写される場合は、そのつど事前に（社）出版者著作権管理機構（電話 03-3513-6969、FAX 03-3513-6979、e-mail : info@jcopy.or.jp）の許諾を得てください。